RÉUSSIR SON ADMISSION EN ÉCOLE D'IBODE 2023

Marie-Jeanne Lorson
Cadre de sant

SETES

Setes éditions
42, rue de la Rainette
93460 Gournay-sur-Marne
www.editions-setes.com

ISBN 978-2-85100-028-6

PRÉAMBULE

Le virus Covid 19 envahissait la planète, inquiétant certains en France, laissant d'autres indifférents.

Mais Le 17 mars 2020, la France se figeait. Cette date, qui marque le début du premier confinement, a bouleversé la vie des Français. À l'époque, le choc a saisi tout l'Hexagone.

Lors de ces premiers jours de confinement, les rayons de supermarché ont été dévalisés, symbole de la peur de manquer de bon nombre de Français. La France a également dû vivre au rythme des restrictions. Les attestations se trouvaient dans toutes les poches. Les journées, interminables, étaient marquées par l'angoisse et la pression dans les hôpitaux. Le personnel soignant, désemparé, manquait de matériel et de masques. Pour les soutenir, les Français leur rendaient hommage tous les soirs à 20 heures. *« On leur doit bien ça »*, avait ainsi déclaré une femme aux équipes de France Télévisions.

Cette période mit brutalement en évidence l'insuffisance de préparation des professionnels de santé confrontés brutalement à l'inconnu, la violence physique et psychique de ce qu'il entraînait.

Les soignants furent contraints de renoncer à vivre les valeurs d'humanité pourtant pilières de leurs métiers et la grande majorité fut déstabilisée, entraînée dans un burn-out quasi inévitable.

Les étudiants des écoles préparant aux différents diplômes de santé, se retrouvèrent privés de leurs enseignements « récupérés » dans les services pour « dépanner » sans le moindre encadrement des professionnels.

Et comment ne pas craindre l'arrivée de nouveaux professionnels sur les terrains,porteurs de bien des lacunes dans les connaissances indispensables pour développer leurs compétences, à la fois pour soigner les patients et pour encadrer correctement les stagiaires qu'ils devront accompagner.

Les professionnels qui préparaient les concours d'entrée dans les écoles, dont les écoles préparant au diplôme d'état d'infirmiers de bloc opératoire - d'IBODE - se sont vus arrêter dans leur élan, les concours étant supprimés.

Après des mois chaotiques, un nouvel équilibre semble se dessiner et des initiatives font leur apparition ; **ainsi la rentrée en 2023 dans les écoles d'IBODE s'appuiera sur de nouveaux textes officiels dont ceux destinés à organiser les modalités de sélection.**

SOMMAIRE

Partie 4 • L'entretien d'admission

Partie 1

Présentations des modalités d’entrée en école d’IBODE et du métier d'IBODE

1. LES MODALITÉS D'ENTRÉE EN ÉCOLE D'IBODE

Le processus de sélection des candidats comprend :

- une admissibilité sur dossier incluant le projet professionnel du candidat ;
- un entretien individuel d'admission :
  - d'une durée de 20 minimum maximum avec :
  - une présentation orale du candidat portant sur son projet professionnel ;
  - suivie d'un entretien avec le jury ;
  - pour évaluer et apprécier :
    - la capacité du candidat à s'exprimer et à ordonner ses idées pour argumenter de façon cohérente sur les éléments présentés dans le dossier d'admissibilité ;
    - d'apprécier les aptitudes et la capacité du candidat à suivre la formation ;
    - d'apprécier le projet professionnel du candidat et sa motivation.

Peuvent se présenter à la sélection IBODE

- Les titulaires du diplôme d'état de sage-femme.
- Les étudiants ayant validé la troisième année du 2e cycle des études médicales.

2. LE MÉTIER D'IBODE

2.1 LES FONCTIONS

Fonction soins infirmiers reliée à l'intervention chirurgicale prévue

- Applique et veille à l'application de toutes les règles d'hygiène.
- Prépare avec les infirmiers ayant accueilli le futur opéré, le dossier de soins infirmiers.

Fonction en salle d'opération incluant les trois catégories d'activités suivantes

- Activités d'infirmier « circulant » :
  - Assure la conformité et l'opérationnalité de l'environnement opératoire ;
  - Coordonne,organise,et réalise les soins en salle d'intervention.

- Activités d'infirmier « instrumentaliste » :
  - Organise et gère l'instrumentation pendant l'acte opératoire.

- Activités de l'infirmier « aide opératoire » :
  - Aide et accompagne le geste opératoire.

Fonction de gestion

- Connaît le programme opératoire et veille à son application correcte.
- A conscience des priorités.
- Gère des dispositifs médicaux.
- Gère les ressources humaines:
- Connaît et sait utiliser les référentiels de compétences d'activités - de compétences professionnelles et de formation, lorsqu'ils existent, des professionnels exerçant dans le bloc opératoire.

- Est au clair avec la responsabilité civile - pénale - professionnelle des professionnels exerçant dans le bloc opératoire.
- Connaît les codes de déontologie existants pour les professionnels exerçant dans le bloc opératoire.

Pourtant l'infirmier de bloc opératoire diplômé d'état n'est pas cadre de santé. Cependant, des situations laissant présager la survenue de problèmes éthiques qui peuvent survenir au sein des blocs opératoires, et les connaissances en lien avec ce chapitre donnent des possibilités d'intervenir avec pertinence si son avis est sollicité.

Fonction formation, information, recherche

- Participe à l'encadrement des stagiaires et des nouvelles recrues.
- Actualise ses connaissances, les communique aux équipes afin de les mettre en application.
- Assure des transmissions écrites et orales concernant l'opéré, le matériel et l'organisation.
- Partage les informations professionnelles.
- S'investit dans la recherche infirmière et clinique pour l'amélioration de la qualité des soins (ex. : procédures, référentiels, protocoles...).

Fonction évaluation

- Acteur essentiel au cours des différentes étapes de la démarche qualité, participe à :
  - l'élaboration ;
  - la mise en place ;
  - l'évaluation ;
  - le réajustement.

Enfin, l'IBODE joue aussi... un rôle capital dans la gestion des risques et l'hygiène au bloc opératoire.
Le bloc opératoire a été l'un des premiers services à appliquer des démarches d'évaluation et de gestion des risques. L'IBODE est un maillon essentiel en matière de gestion des risques et de lutte contre les infections liés aux soins. Il(elle) doit faire respecter les règles d'hygiène et se tenir informé(e) de l'évolution des pratiques (formation continue souhaitée tout au long de la carrière). Son rôle est devenu notamment particulièrement important dans l'application des règles de vigilance comme la matério vigilance.

2.2 LES LIEUX D'EXERCICE PROFESSIONNEL DES IBODE

- Blocs opératoires le plus souvent.
- Stérilisation centrale.
- Secteur d'hygiène hospitalière.
- Service de radiologie interventionnelle.
- Société industrielle ou laboratoire.
- Centres de formation.

2.3 LES COMPÉTENCES ATTENDUES DES IBODE

Les compétences infirmières

Conservées pour les IBODE comme pour les autres spécialisations infirmières

- 1. Évaluer une situation clinique et établir un diagnostic dans le domaine infirmier.
- 2. Concevoir et conduire un projet de soins infirmiers.
- 3. Accompagner une personne dans la réalisation de ses soins quotidiens.
- 4. Mettre en œuvre des actions à visée diagnostique et thérapeutique.
- 5. Initier et mettre en œuvre des soins éducatifs et préventifs.
- 6. Communiquer et conduire une relation dans un contexte de soins.
- 7. Analyser la qualité des soins et améliorer sa pratique professionnelle.
- 8. Rechercher et traiter des données professionnelles et scientifiques.
- 9. Organiser et coordonner des interventions soignantes.
- 10. Informer et former des professionnels et des personnes en formation.

Les compétences IBODE

Ainsi présentées dans le nouveau référentiel de compétences IBODE figurant dans l'arrêté du 27 avril 2022 relatif à la formation conduisant au diplôme d'État d'infirmier de bloc opératoire.

Bloc 1 - Prise en soins et mise en œuvre des activités de prévention et de soins en lien avec des actes invasifs à visée diagnostique et/ou thérapeutique.

1. - Connaître et contribuer à mettre en œuvre des modes de prise en soins des personnes adaptés aux situations rencontrées en lien avec des actes invasifs à visée diagnostique et/ou thérapeutique.

- 1. Informer, conseiller les personnes bénéficiant d'une intervention et leur entourage en utilisant des techniques de communication adaptées à la situation d'intervention.
- 2. Identifier et analyser les besoins spécifiques de la personne opérée et de ses proches
- 3. Élaborer une démarche de soin adaptée à la situation d'une personne opérée.
- 4. Planifier et mettre en œuvre des soins infirmiers adaptés à la personne opérée, à ses besoins et au contexte interventionnel en assurant la continuité des soins.

2. - Mettre en œuvre des techniques et des pratiques en per et post opératoire immédiat en prenant en compte les risques.

- 1. Évaluer la conformité et maintenir l'opérationnalité des dispositifs médicaux et de la salle d'opération.
- 2. Organiser et mettre en œuvre les techniques inhérentes au rôle d'infirmier cir-culant selon le type et les modalités d'intervention.
- 3. Organiser et mettre en œuvre les techniques inhérentes au rôle d''infirmier instrumentiste selon le type et les modalités d'intervention.
- 4. Analyser le déroulement opératoire, identifier les risques, anticiper les étapes de l'intervention et mettre en œuvre les modifications nécessaires pendant la durée de l'intervention.

- 5. Identifier et mettre en œuvre les outils numériques ou nouvelles technologies d'assistance à l'intervention et à la décision, analyser et prendre en compte les informations apportées par ces outils.
- 6. Identifier les situations imprévues dont les situations d'urgence et adapter sa pratique.
- 7. Anticiper et mettre en œuvre les actions liées à la fin de l'intervention jusqu'à la prise en charge de la personne en salle de surveillance post-interventionnelle.
- 8. Organiser la prise en charge des prélèvements en per opératoire et en assurer l'acheminement et la traçabilité.

Bloc 2 - Mise en œuvre des techniques complexes d'assistance chirurgicale au cours d'actes invasifs à visée diagnostique et/ou thérapeutique

3. - Identifier et mettre en œuvre des techniques complexes d'assistance chirurgicale en prenant en compte les risques encourus par la personne

- 1. Choisir et réaliser la mise en position chirurgicale au regard de la voie d'abord définie par le chirurgien.
- 2. Identifier les anomalies liées à la posture chirurgicale de la personne et mettre en œuvre des mesures correctives.
- 3. Réaliser la mise en place et la fixation des drains sus aponévrotiques et évaluer leur fonctionnalité.
- 4. Choisir et réaliser la technique de fermeture sous cutanée et cutanée adaptée à l'intervention et à la personne conformément aux prescriptions de l'opérateur.
- 5. Identifier les instruments nécessaires à la mise en place et au maintien de l'exposition du champ opératoire.
- 6. Anticiper le geste opératoire du chirurgien pour favoriser l'exposition.
- 7. Identifier les anomalies liées à l'exposition et mettre en œuvre des actions correctives conformément aux besoins de l'opérateur.
- 8. Mettre en œuvre les techniques d'aspiration.
- 9. Mettre en œuvre les techniques de l'hémostase.
- 10. Mettre en œuvre des techniques d'aide à la suture des organes et des vais-seaux.
- 11. Mettre en œuvre des techniques d'aide à la réduction d'une fracture et au maintien de la réduction.
- 12. Mettre en œuvre des techniques d'aide à la pose d'un dispositif médical implantable.
- 13. Réaliser l'injection d'un produit à visée thérapeutique ou diagnostique dans un viscère, une cavité ou une artère.
- 14. Appliquer les mesures de prévention des risques, identifier toute non-conformité et mettre en œuvre les mesures correctives.

Bloc 3 - Organisation et coordination des activités de soins, de la démarche qualité et prévention des risques dans les secteurs interventionnels et secteurs associés

4. - Organiser et coordonner les activités de soins liées au processus péri-opératoire

- 1. Identifier et répartir les différents rôles (1) et missions de l'infirmier de bloc opératoire.
- 2. Prévoir l'organisation de son travail en fonction du rôle exercé.
- 3. Organiser et coordonner les activités de soins dans les salles d'intervention au sein d'une équipe pluri-professionnelle, en tenant compte des compétences des professionnels.
- 4. Organiser et coordonner les activités en lien avec les partenaires intervenants internes ou externes.

- 5. Organiser et coordonner la continuité du programme opératoire.
- 6. Développer le travail en coopération entre les différents acteurs.
- 7. Apporter une expertise professionnelle en service de stérilisation.
- 8. Prioriser les actions en fonction des situations et des urgences.
- 9. Anticiper et gérer des flux de stockage des dispositifs médicaux, des dispositifs médicaux stériles et produits pharmaceutiques.
- 10. Analyser l'opérationnalité, la fiabilité et la qualité d'un dispositif médical ou d'un équipement.

5. - Conduire une démarche qualité, de gestion et de prévention des risques dans les secteurs interventionnels et secteurs associés

- 1. Identifier les risques liés à l'environnement, aux processus interventionnels et aux personnes.
- 2. Identifier les risques professionnels liés à l'activité.
- 3. Identifier toute non-conformité.
- 4. Analyser les risques a priori, a posteriori et les points critiques.
- 5. Évaluer le degré de gravité des risques ou non-conformités et analyser leurs causes.
- 6. Déterminer et mettre en œuvre des mesures correctives.
- 7. Évaluer l'impact des mesures correctives.
- 8. Concevoir des mesures visant à maîtriser les risques.
- 9. Mettre en œuvre le signalement et la traçabilité des activités, des non-conformités, des événements indésirables et des actions correctives.
- 10. Mettre en œuvre les règles de vigilances sanitaires.

6. - Mettre en œuvre, contrôler et ajuster la démarche de gestion et prévention du risque infectieux dans les secteurs interventionnels et secteurs associés

- 1. Apporter des conseils en matière d'application des protocoles d'hygiène et de stérilisation.
- 2. Contribuer à concevoir des protocoles d'hygiène.
- 3. Identifier les écarts entre les pratiques, les recommandations et la réglementation, dans le champ de l'hygiène.
- 4. Analyser les causes des écarts constatés.
- 5. Proposer et mettre en œuvre des mesures correctives.
- 6. S'assurer de la mise en œuvre et faire respecter les recommandations et la réglementation en matière de règles d'hygiène et d'asepsie.

Bloc 4 - Information et formation des professionnels dans les secteurs interventionnels et secteurs associés

7. - Former et informer les professionnels et les apprenants

- 1. Organiser l'accueil et l'information d'un apprenant ou d'un nouvel arrivant professionnel dans le service ou la structure
- 2. Évaluer le niveau initial de connaissance et compétence de l'apprenant
- 3. Identifier, organiser et superviser des situations et des activités d'apprentis-sage pour les apprenants
- 4. Transmettre ses connaissances et son savoir-faire aux apprenants par des conseils, des démonstrations, des explications et de l'analyse commentée de la pratique
- 5. Animer des séances de formation ou d'information auprès d'un public de professionnels ou futurs professionnels

- 6. Évaluer les connaissances et les savoir-faire acquis par les apprenants en lien avec les objectifs.
- 7. Communiquer sur sa profession en vue de valoriser son activité.

Bloc 5 - Veille professionnelle, travaux de recherche et conduite de démarches d'amélioration des pratiques

8. - Rechercher, traiter et analyser des données professionnelles et scientifiques
- 1. Conduire des actions de recherche ou des études à visée professionnelle en matière de santé en lien avec l'exercice en bloc opératoire.
- 2. Analyser et utiliser les publications scientifiques et professionnelles et les différentes ressources documentaires internationales.
- 3. Identifier les évolutions scientifiques, techniques et réglementaires.
- 4. Identifier une problématique et formuler un questionnement.
- 5. Choisir des méthodes et des outils d'investigation adaptés au sujet des études et les mettre en œuvre.
- 6. Confronter les résultats des études à la pratique professionnelle.
- 7. Élaborer des documents professionnels et scientifiques en vue de leur communication.

9. - Évaluer et améliorer les pratiques professionnelles au regard des évolutions techniques et réglementaires
- 1. Observer, formaliser et expliciter les éléments de sa pratique professionnelle.
- 2. Analyser sa pratique professionnelle au regard de l'évolution du monde de la santé, des sciences et des techniques, des normes professionnelles, de la déontologie et de l'éthique.
- 3. Argumenter ses choix de pratiques professionnelles.
- 4. Confronter sa pratique professionnelle à celle de ses pairs, de l'équipe ou d'autres professionnels.
- 5. Identifier les améliorations possibles et les mesures de réajustement de sa pratique.
- 6. Identifier les domaines de formation professionnelle et personnelle à développer.
- 7. Proposer des actions d'amélioration contribuant à la qualité, à la gestion et à la prévention des risques professionnels dans son champ de compétences.

2.4 LA POSITION DE L'IBODE DANS UN PÔLE CHIRURGICAL

1. Relations hiérarchiques, responsables hiérarchiques directs
   - Directeur Général
   - Coordinatrice Générale des Soins
   - Cadre Supérieur de santé
   - Cadre de santé

2. Relations fonctionnelles principales
   - Personnel du Bloc Opératoire Central de jour
   - Personnel des Blocs Opératoires des différentes spécialités
   - Stérilisation Centrale
   - Services de Chirurgie
   - Département BIOMEDICAL

- Services Economiques
- Pharmacie,
- laboratoires,
- magasin médical...

2.5 LES POSSIBILITÉS PROFESSIONNELLES

1. Préparer le diplôme cadre de santé
   - Option gestion d'un service de soins
   - Option formateur
2. Préparer le diplôme d'infirmier en pratique avancée

Nb. Un IBODE peut également préparer :
- Le diplôme d'IADE
- Le diplôme de PDE

Partie 2

Identification des connaissances

10 séries de 20 QROC pour se préparer aux attentes du jury lors de l'entretien d'admission

IDENTIFICATION DE CONNAISSANCES

Les candidats souhaitent entrer dans une école d'IBODE « école de SPÉCIALISATION infirmière », ce qui signifie qu'ils doivent pouvoir faire preuve des connaissances acquises lors de la préparation du DEI - de leurs expériences professionnelles - éventuellement de formations continues.

Cette partie propose des exercices destinés à :

- travailler les RÉPONSES aux QUESTIONS pouvant être posées par les jurys au cours de l'entretien ;
- faire leur auto contrôle des acquis et des lacunes au moment d'entreprendre la préparation à la formation d'IBODE.

SÉRIE N°1 DE 20 QROC

Question 1 : Qu'est-ce que « l'infection » ?

Question 2 : Proposer une définition d'infection nosocomiale

Question 3 : Que désigne le palier 1 dans le classement des anti-douleurs selon l'OMS ?

Question 4 : Qu'est-ce que l'acétylcholine ?

Question 5 : Quelle est la dose de paracétamol à ne jamais dépasser ?

Question 6 : Définir « embolie pulmonaire ».

Question 7 : Pourquoi un astigmate voit-il flou ?

Question 8 : Un arrêté du 19 décembre 2016 modifie l'arrêté du 24 février 2014 relatif aux modalités d'organisation de la validation des acquis de l'expérience pour l'obtention du diplôme d'État d'infirmier de bloc opératoire (NOR : AFSH1637816A) : vrai ou faux ?

Question 9 : Quelles sont les missions du haut comité de la santé publique et comment les remplit-il ?

Question 10 : Présenter le stade du miroir.

Question 11 : Dans l'urgence, quelles sont les indications d'un électrocardiogramme ?

Question 12 : Quelle est la différence entre aérobiose et anaérobiose ?

Question 13 : En quoi consiste la ponction d'ascite ?

Question 14 : Dessiner un os long en indiquant :

- Le cartilage articulaire
- L épiphyse
- Le tissu spongieux
- Le cartilage médullaire
- L'os compact
- La diaphyse
- Le périoste
- La métaphyse
- L'épiphyse

Question 15 : Corriger une éventuelle erreur :

- a. Hémoglobine + O_2 =Carbhémoglobine.
- b. Hémoglobine + CO_2 =Oxyhémoglobine.

Question 16 : Compléter par les légendes suivantes : Couronne ; racine ; émail ; ivoire ; gencive ; nerf ; os.

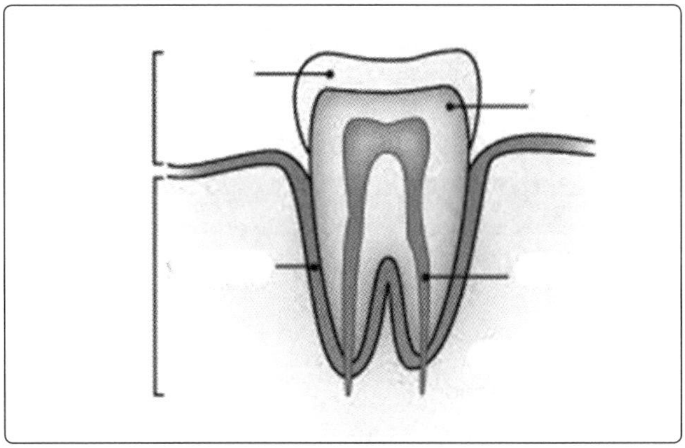

Question 17 : Présenter les principales causes d'erreurs médicamenteuses.

Question 18 : Définir posologie.

Question 19 : Présentation du médicament : PRIMPERAN 10 mg - SUPPOSITOIRE
Prescription : PRIMPERAN, 1 SUPPO 3xJ, QSP 3 jours.
Quelle dose de produit actif est-elle administrée chaque jour de traitement ?

Question 20 : Qu'est-ce qu'un hémogramme ?

Vos réponses

CORRIGÉS DE LA SÉRIE N°1

Question 1 : Qu'est-ce que « l'infection » ?

L'infection est le résultat de l'agression de l'organisme humain par un micro-organisme vivant appelé agent pathogène. Il y a trois protagonistes :

- l'hôte (immunité) ;
- le germe (pouvoir pathogène) ;
- les anti-infectieux.

Question 2 : Proposer une définition d'infection nosocomiale.

Une infection nosocomiale est une infection contractée lors d'un séjour dans un établissement de santé.

Une infection identifiée est considérée comme nosocomiale si elle apparaît au moins 48 heures après l'entrée dans l'établissement.

Ce délai est étendu à 30 jours lorsque l'infection a lieu à l'endroit où une opération chirurgicale a été réalisée, et est porté à 1 an en cas de pose de matériel étranger : prothèse, valve cardiaque, stimulateur cardiaque.

Question 3 : Que désigne le palier 1 dans le classement des anti-douleurs selon l'OMS ?

Le palier 1 est prévu pour les douleurs légères à modérées.

La plupart des médicaments du palier 1 peuvent être achetés sans prescription médicale.

- Un même médicament peut être vendu sous différentes marques.
- Pour que le traitement soit efficace, il faut respecter les doses et horaires prescrits par le médecin.

Exemple : l'aspirine, le paracétamol et les anti-inflammatoires non stéroïdiens, par exemple l'ibuprofène.

Question 4 : Qu'est-ce que l'acétylcholine ?

- L'acétylcholine est un neurotransmetteur, c'est-à-dire que cette substance transmet l'information d'un neurone à un autre.
- Elle est stockée dans des vésicules à l'extrémité d'un premier neurone, et est sécrétée lors d'un influx électrique dans la synapse (espace entre deux neurones).
- Ensuite, elle va se lier aux récepteurs de l'extrémité du second neurone pour propager cet influx avant d'être recaptée par son extrémité d'origine.

Question 5 : Quelle est la dose de paracétamol à ne jamais dépasser ?

Chez un adulte ou un enfant pesant plus de 50 kg :

- Il n'est généralement pas nécessaire de dépasser 3 grammes de paracétamol par jour (soit 3 gélules par jour).
- Cependant, si vous avez des douleurs plus intenses, et uniquement sur les conseils du médecin, la dose totale peut être augmentée jusqu'à 4 grammes de paracétamol par jour (soit 4 gélules par jour).
- NE JAMAIS PRENDRE PLUS DE 4 GRAMMES DE PARACÉTAMOL PAR JOUR (en tenant compte de tous les médicaments contenant du paracétamol dans leur formule).
- En cas de maladie grave des reins (insuffisance rénale sévère), les prises doivent être espacées de 8 heures, et la dose totale par jour ne doit pas dépasser 3 gélules (3000 mg).

- la dose maximale journalière ne doit pas dépasser 60 mg/kg/jour (sans dépasser 3 g/jour) dans les situations suivantes :
  - si vous pesez moins de 50 kg,
  - si vous avez une maladie du foie ou une maladie grave des reins,
  - si vous buvez fréquemment de l'alcool ou que vous avez arrêté de boire de l'alcool récemment,
  - si vous souffrez de déshydratation,
  - si vous souffrez par exemple de malnutrition chronique, si vous êtes en période de jeûne,
  - si vous avez perdu beaucoup de poids récemment,
  - si vous avez plus de 75 ans ou si vous avez plus de 65 ans et que vous avez des maladies de longue durée,
  - si vous êtes atteint du virus du SIDA ou d'une hépatite virale chronique,
  - si vous souffrez de mucoviscidose (maladie génétique et héréditaire caractérisée notamment par des infections respiratoires graves),
  - si vous êtes atteint de la maladie de Gilbert (maladie héréditaire associée à une augmentation du taux de bilirubine dans le sang).

Question 6 : Définir : embolie pulmonaire.

- L'embolie pulmonaire est l'oblitération brusque, partielle ou totale, de l'artère pulmonaire ou d'une de ses branches par un élément anormal circulant dans le sang. Il s'agit le plus souvent d'un caillot sanguin, plus rarement d'une embolie gazeuse, graisseuse ou microbienne.
- L'embolie pulmonaire peut être suivie, mais non constamment, d'un infarctus pulmonaire.

Question 7 : Pourquoi un astigmate voit-il flou ?

- Dans l'œil astigmate, les rayons lumineux se focalisent en des points différents en arrière et en avant de la rétine ce qui provoque une déformation de l'image et une vision floue.
- Une opération d'astigmatisme ramène les images sur la rétine.

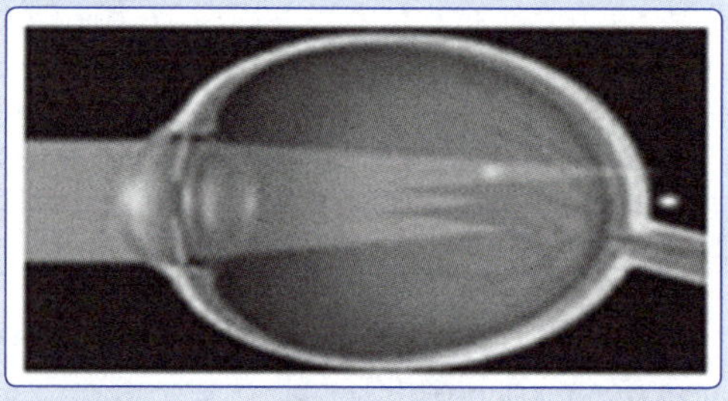

- Pour obtenir une vision claire, l'image des objets lointains doit donc être focalisée sur la rétine.
- Lorsque cette focalisation ne se fait pas correctement du fait d'un trouble de la réfraction de l'œil (myopie, astigmatisme hypermétropie, presbytie), l'image est floue, la vision est floue, l'œil doit être corrigé par des lunettes, des lentilles de contact ou par la chirurgie.
- Le but est alors de modifier le trajet des rayons lumineux dans l'œil pour qu'ils convergent vers la rétine.

Question 8 : Un Arrêté du 19 décembre 2016 modifie l'arrêté du 24 février 2014 relatif aux modalités d'organisation de la validation des acquis de l'expérience pour l'obtention du diplôme d'État d'infirmier de bloc opératoire (NOR : AFSH1637816A) VRAI ou FAUX ?

Vrai.

Question 9 : Quelles sont les missions du haut comité de la santé publique et comment les remplit-il ?

Créé par décret du 3 décembre 1991, le Haut Comité de la santé publique (HCSP) est placé auprès du ministre chargé de la Santé. Il a pour mission générale d'apporter des éléments d'aide à la décision en vue d'améliorer la santé publique.

Comment remplit-il cette mission ?

- Il développe l'observation de l'état de santé de la population et contribue à la définition des objectifs de la politique de santé. Il établit à cet effet un rapport triennal La santé en France comportant des indicateurs régulièrement suivis ainsi que des analyses prospectives et globales sur des problèmes de santé publique.
- Il établit chaque année un rapport destiné à la Conférence nationale de santé et au Parlement dans le cadre de la préparation du projet de loi de financement de la sécurité sociale.
- Saisi par le ministre sur des problèmes spécifiques de santé publique ou d'organisation des soins, il élabore des rapports et formule des recommandations qui participent à l'élaboration de mesures législatives et réglementaires.
- Il publie une revue trimestrielle, ADSP (Actualité et dossier en santé publique), qui propose un dossier thématique et des repères juridiques, économiques, épidémiologiques, politiques et institutionnels.

Question 10 : Présenter le stade du miroir.

- Entre 4 et 6 mois : si on place l'enfant devant un miroir, il ne se reconnaît pas. L'être en face de lui a sa réalité propre.
- Entre 6 et 8 mois : il découvre que l'autre n'est qu'une image et non un être réel. C'est un leurre. L'enfant passe alors du réel à l'imaginaire.
- Vers 1 an: il comprend que l'image du miroir, c'est son propre corps. Il se perçoit comme un tout et aussi comme extériorité. C'est la première fois qu'il voit son corps en entier.
  - Il s'identifie à l'image réfléchie.
  - C'est la mère qui, le regardant dans la glace en lui disant : "c'est toi, là !", lui ouvre la voie de l'identification à l'image.
  - L'enfant perçoit alors très bien l'admiration de l'image de la mère pour son image à lui. Il y perçoit aussi du désir.

Question 11 : Dans l'urgence, quelles sont les indications d'un électrocardiogramme ?

Dans l'urgence, l'électrocardiogramme est indiqué chez les patients ayant des symptômes tels que douleurs thoraciques, essoufflement, malaises ou pertes de connaissance. Dans ces situations, l'ECG permet de faire le diagnostic de nombreuses pathologies cardiaques.

Question 12 : Quelle est la différence entre aérobiose et anaérobiose ?

L'aérobiose est la vie en présence d'air, l'anaérobiose est la vie en absence d'air.

C'est la présence ou l'absence d'oxygène qui importe :

- certains organismes, dits aérobies stricts, ne peuvent vivre qu'en présence d'oxygène ;
- d'autres, dits anaérobies stricts, sont tués en présence d'oxygène ;

- enfin les organismes aérobies ou anaérobies facultatifs vivent, selon des modalités différentes, en présence ou en l'absence d'oxygène.

Question 13 : En quoi consiste la ponction d'ascite ?

- La ponction d'ascite consiste à introduire un trocart dans la cavité péritonéale entre les deux feuillets pariétal et viscéral de celle-ci pour prélever ou évacuer un liquide pathologique, l'ascite.
- La ponction d'ascite peut être faite dans un but diagnostic outhérapeutique car il est possible d'injecter des médicaments in-situ.

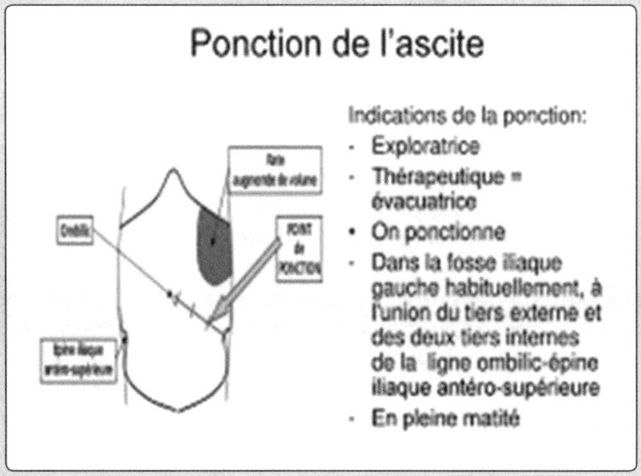

Question 14 : Dessiner un os long en indiquant :

- **Le cartilage articulaire**
- **L'épiphyse**
- **Le tissu spongieux**
- **Le cartilage médullaire**
- **L'os compact**
- **La diaphyse**
- **Le périoste**
- **La métaphyse**
- **L'épiphyse**

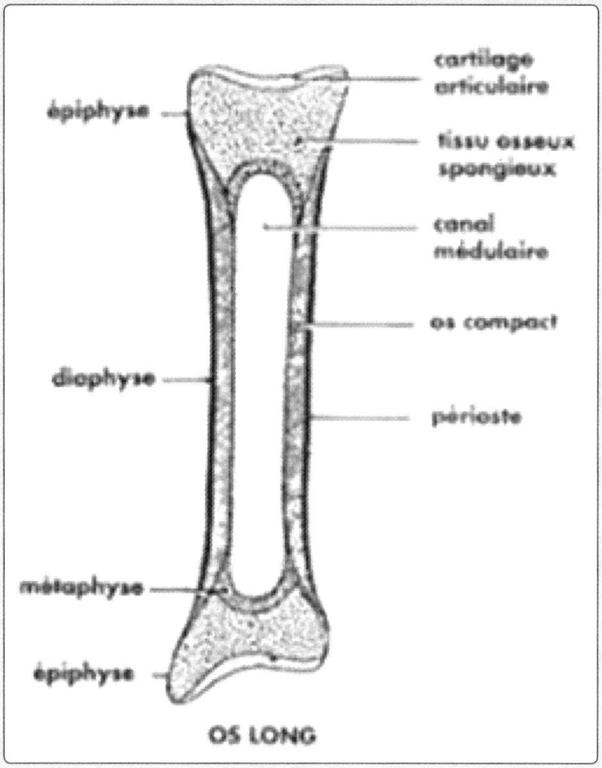

Question 15 : Corriger une éventuelle erreur :

- **a. Hémoglobine + O_2 = Carbhémoglobine.**
- **b. Hémoglobine + CO_2 =Oxyhémoglobine.**

a. Hémoglobine + O_2 = Oxyhémoglobine.

b. Hémoglobine + CO_2 = Carbhémoglobine

Question16:Compléterparleslégendessuivantes:Couronne;racine;émail;ivoire;gencive; nerf ; os.

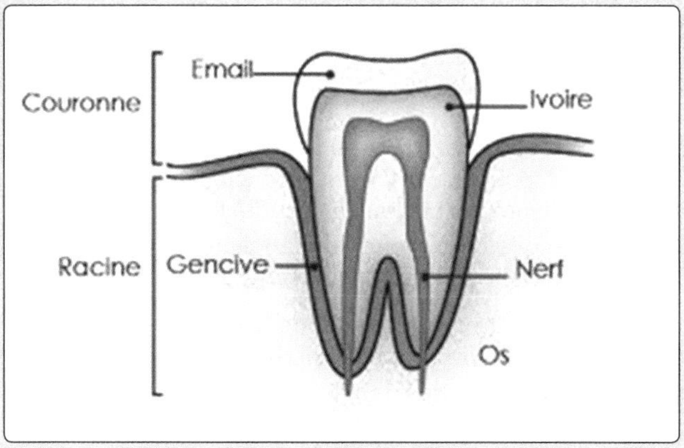

Question 17 : Présenter les principales causes d'erreurs médicamenteuses.

Par définition, les erreurs médicamenteuses ne concernent que les actes de soins en lien avec l'administration d'un principe actif, préalablement prescrit par un médecin.
Cette problématique est omniprésente, dans tous les secteurs de soins, court et long séjours, hospitalisation à domicile...

Voici les typologies les plus couramment rencontrées :

- erreur de médicament,
- médicament périmé ou détérioré,
- erreur de forme galénique,
- erreur de dosage,
- erreur de posologie ou de concentration,
- erreur de technique d'administration,
- erreur de débit,
- erreur de patient,
- erreur de technique de préparation...

La Haute Autorité de Santé, dans son guide « Outils de sécurisation et d'auto-évaluation de l'administration des médicaments » a identifié, à partir de nombreuses publications, les causes favorisant la survenue de ces erreurs médicamenteuses :

- l'étape de la vérification de la conformité de la prescription n'est pas réalisée : le déploiement du Dossier Patient Informatisé dans les structures de soins permettrait la validation pharmaceutique des traitements prescrits,
- la lecture de l'étiquetage des produits n'est pas toujours faite : beaucoup de paramédicaux font trop confiance au rangement dans les armoires à pharmacie ; ou la charge de travail trop lourde induit la déviance par rapport aux bonnes pratiques,
- l'étiquetage présente un défaut : déconditionnement des produits, absence d'étiquetage ad hoc des médicaments reconstitués,
- la traçabilité de l'allergie n'est pas toujours réalisée : ni par l'équipe médicale lors du recueil de l'anamnèse ou de l'équipe paramédicale lors de l'accueil du patient dans le secteur de soins,
- la lecture de la prescription n'est pas toujours aisée : cette problématique devrait disparaître avec l'informatisation de la prescription,
- la similitude des noms de médicaments : d'où la nécessité de mettre à jour le livret du médicament dans l'établissement de santé. La démocratisation des outils numériques devrait permettre des modifications plus rapides,
- la défaillance des équipements permettant l'administration des préparations médicamenteuses : l'intérêt des maintenances préventives et/ou curatives à la première alerte n'est plus à démontrer, et l'utilisation des consommables adaptés pas toujours respectée,
- le non-respect des procédures en place est fortement constaté : les causes de ces déviances ne sont pas toujours comprises. Il convient de rappeler ne pas déroger aux règles retenues pour assurer un niveau de sécurité le plus optimal,
- le défaut d'écriture : le constat de traitement administré après prescription orale tend à diminuer, mais reste présent dans nos organisations de soins.

Afin d'améliorer encore la sécurité du processus de la prise en charge médicamenteuse, un certain nombre de règles simples doivent être respectées lors des étapes suivantes :

- prescription : qualité et gestion des données,
- préparation des traitements : extemporanée pour les traitements injectables, double contrôle pour la réalisation des piluliers, qualité et fiabilité des calculs de doses, rigueur dans l'étiquetage,

- contrôle : maîtrise du facteur humain (exercices réguliers de calculs de dose) et du facteur organisationnel pour éviter toute perte de temps, faire les liens entre les informations (allergie notamment),
- administration : identification du patient, vérification de la prescription et de la voie d'administration prescrite,
- enregistrement et surveillance : qualité de la traçabilité, pas d'anticipation et pas de retard,
- toujours réaliser la traçabilité en extemporanée permettant ainsi une dernière vérification entre prescription et administration du traitement préparé.

Enfin, il convient de rappeler que les erreurs surviennent plus facilement lors des interruptions de tâches, qui peuvent être nombreuses dans certains secteurs. C'est un facteur contributif à la survenue d'erreurs, et notamment lors de la préparation des médicaments. Toute rupture dans le déroulement d'une activité, qu'elle soit propre à l'opérateur ou pour une raison externe (collègue, médecin, patient, famille...), perturbe la concentration nécessaire à la bonne réalisation de l'acte et altère de fait la performance. Rappelons que « Gérer les interruptions de tâches, c'est un travail d'équipe avant tout ! ».

Pour résumer, lorsqu'on administre un traitement médicamenteux, il faut garder en tête et appliquer de manière rigoureuse la règle des 5 B :

- Bon patient
- Bon médicament
- Bon dosage
- Bonne voie
- Bon moment

Question 18 : Définir posologie.

- Quantité et rythme d'administration d'un médicament.
- Ce terme désigne également l'étude des doses d'un médicament à administrer en fonction de l'âge, du sexe et de l'état du malade.

Question 19 : Présentation du médicament : PRIMPERAN 10MG - SUPPOSITOIRE
Prescription : PRIMPERAN, 1 SUPPO 3XJ, QSP 3 JOURS
Quelle dose de produit actif est-elle administrée chaque jour de traitement ?

10 mg 3 fois par jour soit 10 x 3 = 30 mg par jour.

Question 20 : Qu'est-ce qu'un hémogramme ?

L'hémogramme ou numération de la formule sanguine (NFS) permet de comptabiliser tous les éléments du sang :

- Globules rouges (hématies) : ils transportent l'oxygène grâce à l'hémoglobine,
- Globules blancs (leucocytes) : ils protègent l'organisme contre les infections,
- Et plaquettes : elles jouent un rôle essentiel dans la coagulation puisqu'elles comblent les brèches provoquées par des coupures ou des plaies juste après qu'elles se produisent et avant que les autres facteurs de coagulation ne se déclenchent.

Cet examen permet également d'apprécier des paramètres qualitatifs du sang.

Certains paramètres liés à ces éléments sont mesurés (taux d'hémoglobine, volume globulaire moyen = VGM) et d'autres sont calculés (hématocrite, teneur corpusculaire moyenne en hémoglobine = TCMH, concentration corpusculaire moyenne en hémoglobine = CCMH). D'autres indices (Indice de distribution des globules rouges ou des plaquettes) peuvent également être calculés par les automates de numération.

SÉRIE N°2 DE 20 QROC

Question 1 : Proposer une définition d'épidémiologie.

Question 2 : Proposer des symptômes d'une infection nosocomiales.

Question 3 : Citer les principaux effets secondaires de la morphine.

Question 4 : Présenter l'atropine.

Question 5 : Présenter l'insuline.

Question 6 : Quels sont les trois types d'incontinence urinaire ?

Question 7 : Présenter les oreillons.

Question 8 : En quoi consiste la validation des acquis de l'expérience ?

Question 9 : L'emploi thérapeutique du radium s'appelle :

- Sismothérapie
- Radiothérapie
- Curiethérapie
- Corticothérapie

Question 10 : Que désigne le schéma corporel ?

Question 11 : Quelles sont les contre-indications à la ponction lombaire ?

Question 12 : Compléter le tableau ci-dessous :

Paramètres : sang	Unités traditionnelles	Unités internationales SI
Albumine		650 à 800 µmol/L
Bilirubine	< 12 mg/L	
Glucose		3,5 à 5 mmol/L
Calcium	95 à 105 mg/L	
Protéines		6 meq/L

Question 13 : Y a -t-il une condition d'âge pour demander un avortement ?

Question 14 : Quelles sont les principales artères irriguant du membre supérieur ?

Question 15 : Citer les différents professionnels de santé.

Question 16 : Quelles sont les trois types de brûlures ?

Question 17 : Citer 10 symptômes pouvant être révélateur d'un cancer.

Question 18 : Quel est le volume final, en millilitres, de la préparation composée des éléments suivants : 1 demi-litre de soluté de glucose à 5% - 20 millilitres de sérum physiologique isotonique et 5 millilitres d'antibiotique.

Question 19 : Qu'est-ce que l'acide urique ? Quels sont les résultats dosage sanguin de l'acide urique : acide urique sanguin ou uricémie ?

Question 20 : Que signifie mmol ? Quel est le taux de glycémie normal en mmol ?

Vos réponses

CORRIGÉS DE LA SÉRIE N°2

Question 1 : Proposer une définition d'épidémiologie.

Parmi les nombreuses définitions de l'épidémiologie, celle de J.H ABRAMSON :

> « L'épidémiologie est une science qui a pour objet d'étudier la survenue, la répartition et les déterminants des états de santé et des maladies dans la population et les groupes humains. »

L'épidémiologie a une approche essentiellement collective de l'étude de la santé et des maladies. Elle apparaît ainsi comme une des sciences qui sous-tendent l'action de santé publique. Les groupes humains étudiés peuvent répondre à des critères géographiques.

Question 2 : Proposer des symptômes d'une infection nosocomiales.

Les symptômes d'une infection nosocomiale :

- Au mieux, les infections nosocomiales provoquent de l'inconfort.
- Au pire, elles peuvent entraîner de graves complications, comme une amputation, voire provoquer le décès du patient.

Certaines infections sont gravissimes, à l'image des infections pulmonaires et des septicémies.

Ils seraient plus de 4000 à en mourir chaque année en France. Entre les deux extrêmes, toute la gamme des symptômes possibles et imaginables dont les plus courants :

- fièvre,
- frissons,
- douleur,
- toux,
- essoufflement,
- vomissements,
- céphalées
- douleur thoracique.

Question 3 : Citer les principaux effets secondaires de la morphine.

- Constipation
- Nausées ou vomissements
- Somnolence
- Sécheresse de la bouche
- Démangeaisons
- Difficulté à uriner
- Cauchemars
- Hallucinations
- Confusion mentale.

La morphine est un dépresseur respiratoire à fortes doses.

Question 4 : Présenter l'atropine.

- L'atropine est un antagoniste muscarinique naturel ayant un effet anticholinergique.
- Il a des propriétés mydriatiques, antispasmodiques, intestinales et urinaires, ainsi qu'antidiarrhéiques, anticatarrhéiques et anesthésiques.
- Ce principe actif est extrait de la belladone et d'autres plantes de la famille des Solanaceae.

- C'est un alcaloïde, produit du métabolisme secondaire de ces plantes et qui a, comme nous l'avons vu, des effets très variés.

Question 5 : Présenter l'insuline.

L'insuline chez la personne qui vit avec le diabète.

- Chez la personne qui vit avec le diabète de type 1, le pancréas ne produit pas d'insuline. C'est pourquoi elle doit s'injecter de l'insuline plusieurs fois par jour ou utiliser une pompe à insuline, afin d'imiter le fonctionnement normal du pancréas.
- Chez la personne qui vit avec le diabète de type 2, le pancréas produit encore de l'insuline, mais en quantité insuffisante.
- Il arrive aussi qu'elle ne soit pas bien utilisée par le corps, c'est ce qu'on appelle la résistance à l'insuline. Par conséquent, la personne peut avoir besoin de médication antihyperglycémiante, en plus d'adopter de saines habitudes de vie, pour que sa glycémie soit dans les valeurs normales. Parfois, elle doit aussi avoir recourt à l'insuline.
- Les femmes enceintes qui présentent un diabète gestationnel peuvent elles aussi avoir besoin d'injections d'insuline.

Question 6 : Quels sont les trois types d'incontinence urinaire ?

Il existe trois types d'incontinence urinaire.

L'incontinence à l'effort : elle intervient dans les cas d'un effort physique, du soulèvement d'une certaine charge, d'un rire, d'une marche, d'une course, d'une toux ou d'un éternuement.

- Non pressentie car n'étant pas dans le besoin d'uriner, elle est la forme la plus fréquente d'incontinence urinaire.
- L'effort corporel produit une élévation de la pression abdominale brusque et soudaine sur le plancher pelvien (le soutien du bassin, qui se doit d'être tonique), qui habituellement garantit l'urètre fermé, ce qui entraîne un jet d'urine plus ou moins abondant et non voulu.

L'incontinence par impériosité (ou urgenturie) : elle est due à une instabilité ou une hyperactivité vésicale qui envoie des messages de mictions urgentes et importantes alors que la vessie n'est pas totalement remplie.

- Malgré une retenue accrue, il s'agit d'un besoin urgent et irrépressible qu'il est quasiment impossible de réprimer.
- Cette anormalité est caractérisée par sa brutalité et l'intensité de la miction.

L'incontinence mixte : elle réunit les deux types d'incontinence présentés précédemment (c'est-à-dire à l'effort et par impériosité) et représente à peu près 30 % des cas.

D'autre part, à côté de ces trois types d'incontinence, on retrouve des troubles urinaires d'incontinence représentées comme suit.

- L'incontinence par regorgement : à cause d'un défaut de contraction de la vessie, la rétention d'urine devient chronique. Puis elle entraîne un effet de trop-plein et maintient le niveau de la vessie trop élevé par rapport à l'élimination effective ce qui fait déborder la vessie. Phénomène plutôt nocturne dans la mesure où cette forme d'incontinence surprend le patient dans son sommeil lorsqu'il ne peut se retenir convenablement et de façon consciente.
- L'incontinence fonctionnelle touche majoritairement les personnes âgées. Elles se rendent moins facilement aux toilettes à cause d'une mobilité réduite. Cette incontinence se déclenche car la physiologie défaille ou l'état de santé est marqué par la maladie.
- L'incontinence permanente (ou encore appelée totale) : elle résulte d'un écoulement d'urine continu, diurne et nocturne. Aucune volonté d'uriner n'émane du sujet atteint par cette incontinence. Elle peut être due à une insuffisance sphinctérienne ou une maladie neurologique où le contrôle du patient est hors de sa portée.

Question 7 : Présenter les oreillons.

- Les oreillons sont une maladie virale et se caractérisent par une inflammation des glandes salivaires situées à l'avant des oreilles, appelées « glandes parotides ».
- Dans 20 à 30% des cas, il n'y aucun symptômes et l'infection passe inaperçue.
- À l'opposé, des complications sont possibles, mais sont exceptionnelles et surviennent surtout chez les adolescents et les adultes.
- Les oreillons sont dus à un paramyxovirus dit virus « ourlien » qui ne circule qu'entre les êtres humains.
- Malgré leur qualification de maladie virale infantile, les oreillons peuvent affecter aussi bien les adolescents que les adultes non vaccinés.
  - Si cette pathologie est bénigne chez les enfants, elle peut avoir des conséquences qu'il faut dépister chez l'adulte.
  - Le virus peut atteindre les testicules et provoquer une orchite. Cette inflammation testiculaire se traduit le plus souvent par une augmentation de volume du testicule touché et une température corporelle élevée accompagnée de douleurs abdominales. Dans 25% des cas, les deux testicules sont atteints, pouvant provoquant la stérilité du patient.

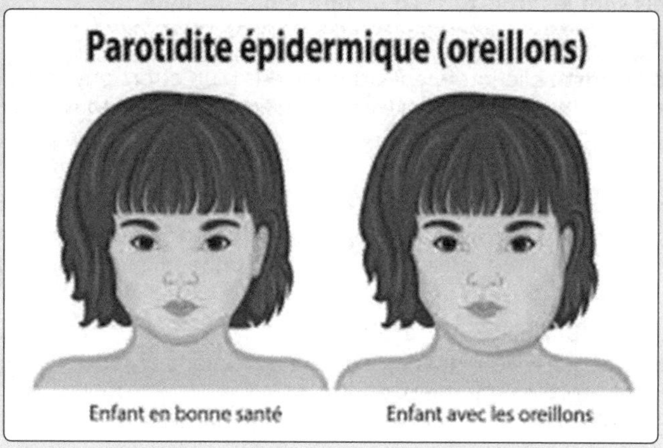

Question 8 : En quoi consiste la validation des acquis de l'expérience ?

- La validation des acquis de l'expérience est une voie d'obtention des diplômes qui prend en compte les compétences professionnelles acquises à travers des activités salariées, non salariées et bénévoles, en rapport direct avec le contenu du titre ou du diplôme.
- Elle est une alternative à la voie scolaire, à l'apprentissage ou à la formation continue des adultes.
- La durée de l'expérience professionnelle considérée est d'au moins un an.

Question 9 : L'emploi thérapeutique du radium s'appelle :

- **Sismothérapie**
- **Radiothérapie**
- **Curiethérapie**
- **Corticothérapie**

L'emploi thérapeutique du radium s'appelle : Curiethérapie

Question 10 : Que désigne le schéma corporel ?

Le schéma corporel désigne le dessin du corps, la forme du corps (le schéma), les sensations du corps (les mouvements, même minimes ou imperceptibles) et la représentation que le sujet a de son corps.

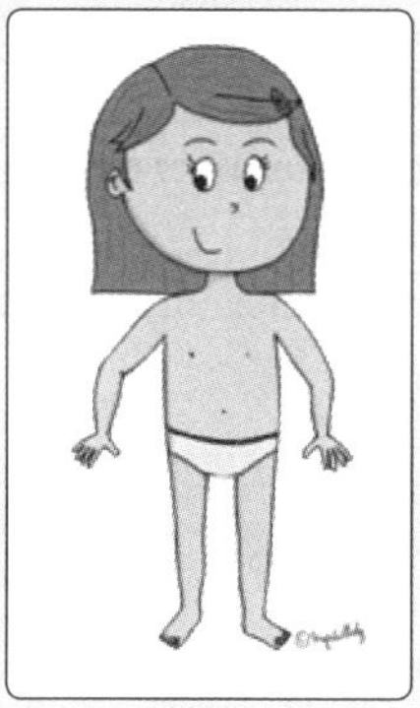

Question 11 : Quelles sont les contre-indications à la ponction lombaire ?

Les contre-indications à la ponction lombaire sont :

- Hypertension intracrânienne en raison du risque d'engagement cérébral (la normalité d'un examen neurologique minutieux permet de se passer de l'imagerie)
- Infections au point de ponction.
- Thrombopénie sévère : nombre de plaquettes inférieur à 50 G.L-1 (50 000/mm^3 de sang). Pour un certain nombre de pathologies (thrombopénie gestationnelle, purpura thrombopénique immunologique), une thrombopénie stable ≥ 30 G.L-1 peut être tolérée. À l'inverse, une thrombopénie évolutive non stabilisée nécessite l'évaluation pluridisciplinaire du rapport bénéfice/risque.
- Troubles de la coagulation ou traitements modifiant l'hémostase.

Question 12 : Compléter le tableau ci-dessous :

Paramètres : sang	Unités traditionnelles	Unités internationales SI
Albumine	**40 à 50 g/L**	650 à 800 µmol/L
Bilirubine	< 12 mg/L	**< 20 µmol/L**
Glucose	**0,60 à 0,9 g/L**	3,5 à 5 mmol/L
Calcium	95 à 105 mg/L	**2,2 à 2,6 mmol/L**
Protéines	**75 mg/L**	6 meq/L

Question 13 : Y a -t-il une condition d'âge pour demander un avortement ?

- Il n'y a pas de condition d'âge à respecter.
- Les mineures, peuvent choisir de demander le consentement de leurs parents ou de leur représentant légal et ainsi être accompagnées dans la démarche d'IVG.
- Cependant, si le souhait est de garder le secret, l'IVG est pratiquée à la seule demande des mineures.
- Dans cette hypothèse, Les mineures peuvent se faire accompagner dans leur démarche par une personne majeure de leur choix.
- À noter : si les mineures ont le consentement de leurs parents, elles peuvent bénéficier de leur couverture sociale. Sinon, l'IVG est prise en charge à 100 % sans avance de frais.

Question 14 : Quelles sont les principales artères irriguant du membre supérieur ?

Le membre supérieur est irrigué par les artères :

- sous-clavière,
- axillaire,
- humérale.

Question 15 : Citer les différents professionnels de santé.

Les professionnels de santé regroupent :

- l'ensemble des professionnels médicaux (médecins libéraux et salariés, généralistes et spécialistes),
- les professionnels pharmaceutiques,
- les professionnels paramédicaux (infirmiers kinésithérapeutes).

Les professionnels du domaine social n'en font pas partie.

Question 16 : Quelles sont les trois types de brûlures ?

Il existe différents types de brûlures : les brûlures thermiques, les brûlures électriques, les brûlures chimiques et les brûlures par radiation.

Question 17 : Citer 10 symptômes pouvant être révélateur d'un cancer.

On ne fait pas suffisamment attention aux symptômes les plus fréquemment annonciateurs de la maladie. Un avis médical est requis dans tous les cas.

Ils sont dix. Dix signes d'alarme susceptibles d'annoncer un cancer, sélectionnés par le Pr Katriina Whitaker et ses collègues du département d'épidémiologie et de santé publique de l'University College et du King's College de Londres.

- Toux persistante ou enrouement
- Modification du transit intestinal
- Douleur inexpliquée
- Modification des habitudes urinaires
- Grosseur inexpliquée
- Modification de l'apparence d'un grain de beauté
- Plaies qui ne guérissent pas
- Saignement inexpliqué
- Difficulté à avaler
- Perte de poids inexpliquée

Pour savoir si ces symptômes précoces sont connus dans la population, les chercheurs les ont mélangés à une liste de sept autres qui n'étaient pas, eux, évocateurs de cancer. Ils ont ensuite demandé à 4 858 personnes âgées d'au moins 50 ans s'ils présentaient l'un de ces symptômes, à quoi il l'attribuait, s'ils pensaient que cela pouvait être « sérieux » et enfin s'ils avaient consulté leur médecin généraliste au sujet de ces symptômes.

Question 18 : Quel est le volume final, en millilitres, de la préparation composée des éléments suivants : 1 demi-litre de soluté de glucose à 5% - 20 millilitres de sérum physiologique isotonique et 5 millilitres d'antibiotique.

500 + 20 + 5 = 525 millilitres.

Question 19 : Qu'est-ce que l'acide urique ? Quels sont les résultats dosage sanguin de l'acide urique : acide urique sanguin ou uricémie ?

- L'acide urique est un déchet issu de la dégradation de molécules azotées, appelées purines. Ces dernières sont essentielles au renouvellement de l'ADN et de l'ARN des cellules mortes.
- On en trouve beaucoup dans la bière et les crustacés.
- L'acide urique se dissout généralement dans le sang et est éliminé par les reins dans les urines.
- Seulement, il arrive que l'organisme produise de l'acide urique en excès ou ne parvienne pas à l'éliminer correctement.
- Les causes et conséquences de ces dysfonctionnements sont très variées.

Dosage sanguin de l'acide urique : acide urique sanguin ou uricémie

Résultats normaux

	mg/L	µmol/L
Nouveau-né	20 - 35	120 - 210
Enfant	20 - 50	120 - 300
Femme	25 - 60	150 - 360
Homme	35 - 70	210 - 420

Question 20 : Que signifie mmol ? Quel est le taux de glycémie normal en mmol ?

Depuis 1971, le Système international a adopté la mole (symbole : mol) comme unité de quantité de matière.

Ainsi une mole correspond à la quantité de matière d'un système contenant autant d'entités élémentaires qu'il y a d'atomes dans 12 g de carbone 12. Une mole d'atomes contient quelque $6,022.10^{23}$ atomes.

Le taux de glycémie normal en mol : la glycémie d'une personne qui n'est pas atteinte du diabète se situe entre 3,5 mol/L et 7,8 mol/L,en fonction du moment où il a mangé pour la dernière fois. On diagnostique le diabète lorsque la glycémie dépasse 11 mol/L.

SÉRIE N°3 DE 20 QROC

Question 1 : Qu'est-ce qu'un détergent ?

Question 2 : Citer les causes les plus courantes d'infections nosocomiales.

Question 3 : Pourquoi ne faut-il pas administrer trop d'oxygène à un patient atteint d'insuffisance respiratoire chronique hypercapnique ?

Question 4 : Comment agit L'acétylcholine ?

Question 5 : Présenter les anesthésiques locaux et leurs actions.

Question 6 : Définir :

- Hystérectomie abdominale
- Hystéroscopie
- Cœlioscopie

Question 7 : Présenter l'eczéma chronique des mains.

Question 8 : Présenter la DGOS.

Question 9 : Quatre dimensions essentielles ont été identifiées par Shortell pour développer une démarche qualité de manière cohérente, efficace et pérenne. Citer ces quatre dimensions.

Question 10 : Quels sont les cinq types de besoins imaginés par Maslow ?

Question 11 : Qu'est-ce que le cancer de l'estomac ?

Question 12 : Quels sont les deux objectifs du dosage de l'aldostérone ?

Question 13 : Quelles sont les principales complications de la ponction d'ascite ? CITER

Question 14 : D'où vient le nom de l'artère sous-clavière ?

Question 15 : Quand la santé devient-elle santé publique ?

Question 16 : Quels sont les symptômes d'un cancer de l'estomac ?

Question 17 : Résumer quand surviennent les syndromes de délétion chromosomiques.

Question 18 : Quels sont les différents types d'AVC ?

Question 19 : Quelle est la différence entre un AVC et un AIT ?

Question 20 : Quel est le volume final en millilitres de la préparation composée des produits suivants : 25 mL de sérum physiologique, 15 mL de soluté de glucose à 5% 5 mL d'antibiotique A, 10 mL d'antibiotique 8 ?

Vos réponses

CORRIGÉS DE LA SÉRIE N°3

Question 1 : Qu'est-ce qu'un détergent ?

Un détergent est un composé chimique, souvent dérivé du pétrole doté de propriétés tensioactives qui permettent d'éliminer les salissures.

Plus simplement, un détergent est un agent chimique que l'on retrouve principalement dans les savons, lessives, nettoyants pour les sols, surfaces et autres.

Le fonctionnement d'un détergent ; composé d'agents de surface aussi appelé « tensio-actifs » son action est de décoller le substrat de la surface sur laquelle il est, afin de le mélanger à une phase liquide tout en formant une mousse plus ou moins dense. Les tensio-actifs déplacent ainsi les salissures.

Question 2 : Citer les causes les plus courantes d'infections nosocomiales.

Elles sont éclectiques. Voici les plus courantes :

- La prescription de trop d'antibiotiques -encore- est une des raisons ;
- Une hygiène pas irréprochable, de la part du personnel comme des patients eux-mêmes, en est une autre ;
- L'âge est un facteur de risque. « Les patients âgés de 65 à 84 ans ont 2,5 fois plus de risque d'être infectés que les autres », indique Santé publique France ;
- Autres populations à risque : les personnes immunodéprimées, les nouveaux-nés, en particulier les prématurés, et les grands brûlés.
- Certains services sont aussi plus à risque. Notamment les services de réanimation, où près d'un patient sur 4 est porteur d'une infection nosocomiale.
- « Les patients avec un dispositif invasif (cathéter, sonde urinaire, assistance respiratoire) ont un risque d'être infectés 4,6 fois supérieur à celui des patients sans dispositif invasif », rappelle Santé publique France.
- Enfin, sur le podium des bactéries les plus fréquemment responsables d'une infection nosocomiale, on trouve Escherichia coli (coupable dans près d'un quart des cas), qui vit naturellement dans les intestins de chacun, staphylocoque doré (13%), Enterococcusfaecalis (6,5%)

Question 3 : Pourquoi ne faut-il pas administrer trop d'oxygène à un patient atteint d'insuffisance respiratoire chronique hypercapnique ?

Il ne faut pas administrer trop d'oxygène à un patient atteint d'insuffisance respiratoire chronique hypercapnique parce que :

- Chez ce patient, la saturation en oxygène est habituellement basse (90-94%) et la $PaCO_2$ élevée (>45 mmHg). Les récepteurs cérébraux y sont habitués ;
- En cas d'augmentation de la SO_2, les centres respiratoires vont demander aux muscles respiratoires de moins respirer, ce qui va faire monter la $PaCO_2$. Il y a risque de coma.

Question 4 : Comment agit L'acétylcholine ?

Agit en activant les récepteurs M_2 couplés à une protéine Gi. On observe une diminution de la force des contractions cardiaques, un ralentissement cardiaque, une vasodilatation périphérique et de l'hypotension. Sur le cœur les effets sont dits inotrope et chronotrope négatifs.

Question 5 : Présenter les anesthésiques locaux et leurs actions.

- Les anesthésiques locaux sont parfois utilisés dans la prévention des douleurs aiguës et dans le traitement de douleurs chroniques après un zona.

- Les anesthésiques locaux peuvent être prescrits pour prévenir les douleurs liées aux soins ou aux actes médicaux douloureux (soins d'ulcère de jambe, prélèvement pour biopsie...). Ils permettent d'insensibiliser la peau ou les muqueuses en bloquant les influx nerveux.
- Ils existent sous forme de crème ou de patch.

Question 6 : Définir :

- **Hystérectomie abdominale**
- **Hystéroscopie**
- **Cœlioscopie**

Hystérectomie abdominale

L'hystérectomie est une procédure chirurgicale qui consiste à enlever l'utérus.

Quatre types d'hystérectomies peuvent être réalisés selon le problème à traiter et l'âge de la patiente :

- L'hystérectomie subtotale, qui consiste à enlever le corps de l'utérus, mais laisse le col de l'utérus en place.
- L'hystérectomie totale au cours de laquelle le corps et le col de l'utérus sont enlevés.
- L'hystérectomie totale avec salpingo-ovariectomie (dite non conservatrice) au cours de laquelle le corps de l'utérus, le col de l'utérus, ainsi que les ovaires et les trompes de Fallope sont enlevés.
- L'hystérectomie radicale, qui est pratiquée dans le cas de cancers gynécologiques invasifs, associe l'hystérectomie totale avec les trompes et les ovaires plus l'ablationdu 1/3 supérieur du vagin et des ganglions lymphatiques pelviens.
- Plusieurs techniques opératoires sont possibles et choisies, là encore, selon la pathologie à traiter, la morphologie et les antécédents de la patiente.
- Il est ainsi possible de réaliser des hystérectomies par voie vaginale, par voie abdominale ou par cœlioscopie.

Hystéroscopie

L'hystéroscopie est un examen qui permet de visualiser directement l'intérieur de l'utérus à l'aide d'un hystéroscope.

Ainsi on peut explorer le canal cervical, la cavité utérine et sa muqueuse, l'endomètre et l'origine des trompes utérines.

Par défaut, le mot « hystéroscopie », sans autre précision, sous-entend l'hystéroscopie diagnostique. Lorsque cette méthode est utilisée pour pratiquer dans le même temps une intervention chirurgicale dans l'utérus, on parle alors de chirurgie hystéroscopique ou d'hystéroscopie opératoire.

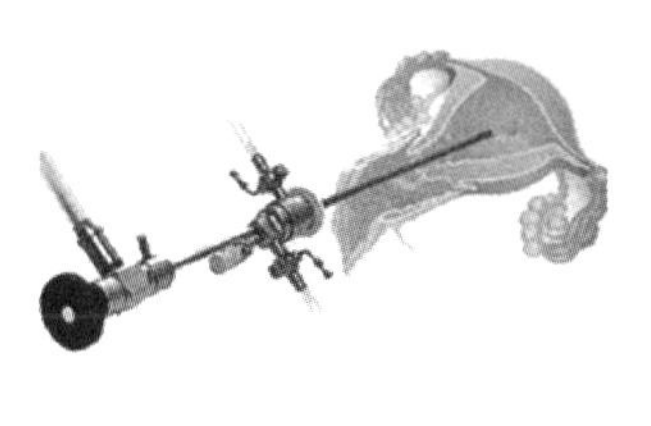

Cœlioscopie

La cœlioscopie est une technique opératoire qui permet de réaliser des interventions chirurgicales à ventre fermé.

Un optique est introduit par le nombril. De l'air est insufflé dans la cavité abdominale pour créer un espace (pneumopéritoine) permettant une vision panoramique.

Les instruments sont introduits dans le ventre par des petits orifices de 5 mm.

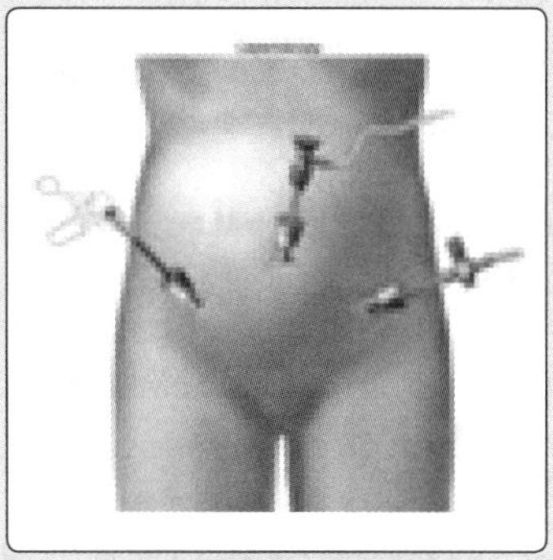

Question 7 : Présenter l'eczéma chronique des mains.

L'eczéma chronique des mains (ou dermite des mains) est une maladie inflammatoire de la peau. Il peut rester isolé ou bien apparaître dans un contexte d'eczéma plus généralisé. Il n'est pas contagieux et ne peut donc être transmis d'une personne à l'autre.

Ce type d'eczéma survient par successions de poussées caractérisées par :

- des plaques rouges sur les mains (sèches ou suintantes avec des vésicules, des croûtes) ;
- des fissures sur le dessus mais aussi sur la paume des mains, ou encore entre les doigts et au bout de ceux-ci avec de fortes démangeaisons associées.

Lorsque l'atteinte est sévère, ces symptômes provoquent des douleurs insomnianteset peuvent engendrer une perte de sensibilité ainsi qu'une gêne fonctionnelle. En revanche, en période d'accalmie, la peau est sèche et rugueuse.

L'eczéma des mains est particulièrement handicapant au quotidien, notamment dans le contexte socioprofessionnel, amical ou amoureux. Les symptômes de l'eczéma altèrent profondément la qualité de vie des patients : insomnie, dépression, phobie sociale, incapacité et/ou arrêt de travail sont fréquents.

Question 8 : Présenter la DGOS.

Au sein du ministère chargé de la santé, la DGOS se substitue depuis le 16 mars 2010 à la Direction de l'hospitalisation et de l'organisation des soins.

L'évolution majeure va bien au-delà d'un changement d'intitulé.

La création de cette direction d'administration centrale vise à l'inscrire pleinement dans la nouvelle gouvernance du système de santé rendue possible par la création des agences régionales de santé (ARS). Et, ainsi, d'appréhender une approche globale de l'offre de soins, intégrant aussi bien la ville que l'hôpital. Cela en complémentarité avec les autres directions d'administration centrale compétentes en matière de politique de santé.

Dans ce cadre, la DGOS passe d'une logique d'expertise à une logique de pilotage stratégique, de contrôle, d'évaluation et d'animation.

Question 9 : Quatre dimensions essentielles ont été identifiées par Shortell pour développer une démarche qualité de manière cohérente, efficace et pérenne. Citer ces quatre dimensions.

- une dimension stratégique
- une dimension technique

- une dimension structurelle
- une dimension culturelle

Question 10 : Quels sont les cinq types de besoins imaginés par Maslow ?

Les besoins physiologiques (le socle de la pyramide), les besoins de sécurité, les besoins d'appartenance et d'amour, les besoins d'estime, et, au sommet de la pyramide, le besoin d'accomplissement de soi.

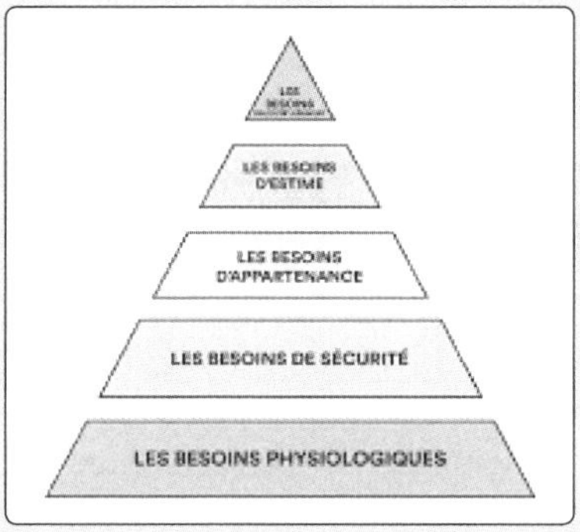

Question 11 : Qu'est-ce que le cancer de l'estomac ?

L'estomac fait partie du système digestif. Il se trouve entre l'œsophage et le duodénum (début de l'intestin grêle).

Il se compose de trois parties principales, de haut en bas : le fundus, le corps et l'antre.

Le cardia assure la jonction avec l'œsophage et le pylore la jonction avec le duodénum.

Il y a deux types de cancer de l'estomac : le plus courant est le cancer gastrique distal (concernant la partie basse de l'estomac) ; le deuxième étant le cancer proximal (cardia) Entre 90 et 95% des cancers sont des adénocarcinomes. Les autres types de cancers sont les lymphomes non Hogkiniens (dont le lymphome du Malt de l'estomac) et des formes plus rares telles que les sarcomes, les tumeurs carcinoïdes et les localisations métastatiques de mélanomes.

Question 12 : Quels sont les deux objectifs du dosage de l'aldostérone ?

Les deux objectifs du dosage de l'aldostérone sont :

- rechercher la cause d'une hypertension artérielle surtout si elle s'accompagne d'une hypokaliémie,
- préciser le diagnostic biologique d'une insuffisance surrénalienne.

Question 13 : Quelles sont les principales complications de la ponction d'ascite ? CITER

Les principales complications de la ponction d'ascite sont :

- Douleur et malaise vagal,
- Infection péritonéale ! Grave ++,
- Hypovolémie,
- Déshydratation,
- Hypotension artérielle,
- Hémorragie.

Question 14 : D'où vient le nom de l'artère sous-clavière ?

Son nom vient du fait qu'elle passe « sous la clavicule ».

Elle est compressible au-dessus de la clavicule dans le creux dit « sus-claviculaire ».

Question 15 : Quand la santé devient-elle santé publique ?

La santé devient publique lorsque les problèmes de santé sont envisagés à l'échelle d'une population.

Elle définit des choix, des priorités d'actions, agissant notamment en matière de prévention.

Question 16 : Quels sont les symptômes d'un cancer de l'estomac ?

Il est possible que le cancer de l'estomac ne cause aucun signe ni symptôme aux tout premiers stades de la maladie. Les signes et symptômes apparaissent souvent au fur et à mesure que la tumeur grossit et se propage aux régions voisines ou à d'autres organes. D'autres affections médicales peuvent causer les mêmes symptômes que le cancer de l'estomac.

Les signes et symptômes du cancer de l'estomac comprennent ceux-ci :

- douleur ou inconfort dans l'abdomen (difficulté à digérer);
- brûlures d'estomac (sensation de brûlure en profondeur dans la poitrine);
- perte d'appétit;
- sensation de plénitude, même après un repas léger;
- ballonnement dans l'abdomen;
- nausées ou vomissements (dans lesquels il peut y avoir du sang);
- sang dans les selles;
- anémie;
- fatigue et faiblesse;
- troubles de la déglutition;
- accumulation de liquide dans l'abdomen (ascite);
- jaunissement de la peau et du blanc des yeux (jaunisse).

Question 17 : Résumer quand surviennent les syndromes de délétion chromosomiques.

Les chromosomes sont des structures situées à l'intérieur des cellules, qui contiennent l'ADN et de nombreux gènes.

Un gène est un segment d'acide désoxyribonucléique (ADN) qui contient le code permettant de fabriquer une protéine spécifique pouvant jouer un rôle dans un ou plusieurs types de cellules dans le corps (Gènes et chromosomes pour une présentation plus détaillée de la génétique). Les gènes contiennent des instructions qui déterminent le fonctionnement de l'organisme.

Présentation de syndrome de délétion chromosomique

- Syndrome du cri du chat
- Syndrome de Prader-Willi
- Syndrome de Wolf-Hirschhorn

Question 18 : Quels sont les différents types d'AVC ?

L'AVC ischémique (ou infarctus cérébral) (85%des cas)

- L'artère est bouchée par :
  - une plaque riche en cholestérol (athérosclérose), on parle de thrombose cérébrale,
  - un caillot de sang, venu obstruer l'artère, il s'agit alors d'une embolie cérébrale.

L'AVC hémorragique (15% des cas)

- Il est dû le plus souvent à une rupture d'anévrisme.
- Les tumeurs, les crises d'hypertension et divers troubles de la coagulation peuvent eux aussi entraîner des hémorragies cérébrales.

L'Accident Ischémique Transitoire (AIT)

- Lorsque l'obstruction de l'artère cérébrale se résorbe d'elle-même et ne provoque pas de séquelle, on parle d'accident ischémique transitoire.
- Ses symptômes sont les mêmes que l'AVC, mais ils durent de quelques secondes à quelques minutes avant le retour à la normale.
- L'AIT peut donc passer inaperçu et être confondu avec un simple malaise.
- Il signale pourtant un risque important d'AVC plus grave, c'est une urgence : il faut appeler le 15.

Question 19 : Quelle est la différence entre un AVC et un AIT ?

Contrairement à l'AVC, l'accident ischémique transitoire ou AIT résulte d'une obstruction artérielle très transitoire, qui n'entraîne pas de lésion du cerveau.

Ses symptômes sont les mêmes que l'AVC, mais ils durent de quelques secondes à quelques minutes (moins d'une heure) avant le retour à la normale sans séquelles. L'AIT peut donc passer inaperçu et être confondu avec un simple malaise.

L'AIT est un signal d'alarme car le risque de survenue d'un AVC plus grave dans les jours suivants est grand ; c'est donc une urgence : il faut appeler le 15.

Question 20 : Quel est le volume final en millilitres de la préparation composée des produits suivants : 25 mL de sérum physiologique, 15 mL de soluté de glucose à 5% 5mL d'antibiotique A, 10 mL d'antibiotique 8 ?

25 + 15 + 5 + 10 = 55 millilitres

SÉRIE N°4 DE 20 QROC

Question 1 : Quel est le but d'un désinfectant ?

Question 2 : Présenter les staphylocoques.

Question 3 : L'Organisation Mondiale de la Santé (OMS) a classé les médicaments antidouleur (antalgiques, analgésiques) en trois paliers selon leur puissance d'action. Que regroupent les différents paliers ?

Question 4 : L'atropine peut-elle traverser la barrièrehémato-encéphalique et le placenta ?

Question 5 : Présenter les 3 catégories de sulfamides.

Question 6 : Quelle est la différence entre un muscle antagoniste et un muscle agoniste ?

Question 7 : Définir :

- Synarthrose.
- Amphiarthrose.
- Diarthrose.

Question 8 : Qu'est-ce qu'un PASS ?

Question 9 : Quels sont les trois règles établies par la loi du 22 décembre 1976 concernant le don d'organes ?

Question 10 : Résumer la théorie de Maslow.

Question 11 : Quels sont les procédés à risques favorisant la transmission de la maladie de Creutzfeld-Jakob ?

Question 12 : Dans quels cas le médicament HYPNOVEL est-il utilisé chez l'adulte ?

Question 13 : Indiquer la physiopathologie de la cirrhose du foie.

Question 14 : Compléter les légendes, indiquer :

- Tronc coeliaque
- Artère splénique
- Artère rénale droite
- Artère mésentérique supérieure
- Artère mésentérique inférieure
- Artère hypogastrique

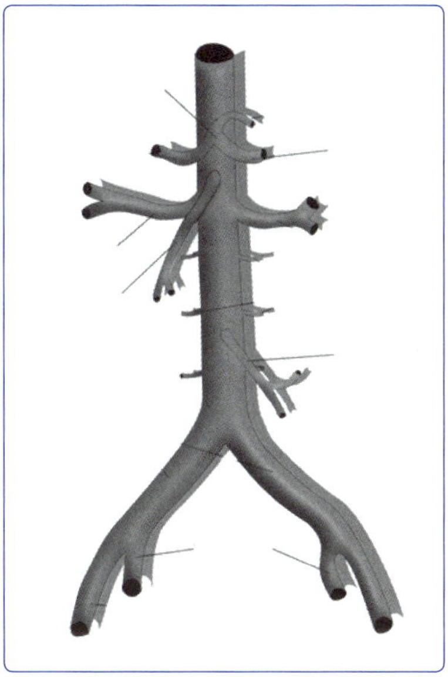

Question 15 : Quels sont les symptômes du cancer de la prostate ?

Question 16 : Quels sont les signes d'un accident vasculaire cérébral ?

Question 17 : Visualiser le ionogramme sanguin biologiquement normal.

Question 18 : Calculer 479 x 147 =.

Question 19 : Qu'est-ce qu'un glaucome ?

Question 20 : L'infirmier de bloc opératoire a-t-il la possibilité de se présenter à la sélection pour préparer le diplôme d'infirmier en pratique avancée.

Vos réponses

CORRIGÉS DE LA SÉRIE N°4

Question 1 : Quel est le but d'un désinfectant ?

Un désinfectant a pour but de tuer, détruire, attaquer ou inactiver tout micro-organisme sur des surfaces ou milieux contaminés.

Question 2 : Présenter les staphylocoques.

Les staphylocoques regroupent des bactéries qui entraînent l'apparition de maladies. Elles peuvent prendre des formes légères, modérées ou relativement graves.

Le staphylocoque est un germe bactérien qui appartient au genre Staphylococcus, comprenant différentes souches (cellules dérivées). Les staphylocoques les plus fréquents chez l'homme sont :

- Le Staphylococcus aureus (staphylocoque doré) ;
- Le Staphylococcus epidermidis (staphylocoque blanc) ;
- Le Staphylococcus saprophyticus.

Ces bactéries sont présentes partout, dans tous les environnements, mais aussi sur la peau et au niveau des muqueuses.

Les staphylocoques font partie de la flore bactérienne naturelle de la peau et des muqueuses, chez l'être humain et l'animal. D'après l'Institut Pasteur, 30 à 50 % de la population sont porteurs sains du staphylocoque doré.

En d'autres termes, la bactérie est naturellement présente sur la peau et les muqueuses externes nasales, mais aucun symptôme d'une infection ne se développe.

Néanmoins, les staphylocoques peuvent infecter leur hôte, notamment lorsqu'ils se trouvent à un endroit inopportun, par exemple dans les organes.

Ils peuvent aussi contaminer une personne qui se trouve au contact d'objets souillés ou d'eaux non traitées. D'autre part, les Staphylococcus, en particulier le staphylocoque doré, sont le premier agent pathogène bactériologique responsable des infections nosocomiales, c'est-à-dire les infections contractées lors d'un séjour à l'hôpital. Plus rarement, ce type d'infection s'attrape en dehors des établissements hospitaliers, par l'intermédiaire d'une contamination communautaire.

Le staphylocoque doré
Le staphylocoque doré est, au même titre que la bactérie Escherichia coli, la souche principale provoquant les infections nosocomiales. Le germe est très virulent et actif. Il se transmet à l'hôpital, essentiellement via des contacts cutanés. Lorsque le staphylocoque doré parvient à pénétrer l'organisme, il infecte les organes et provoque une infection chez le patient.

Le staphylocoque blanc
L'habitant naturel de la bactérie Staphylococcus epidermidis est la sphère cutanéo-muqueuse. Elle est naturellement présente sur la peau, mais peut devenir infectieuse dans certains cas. Une personne immunodéficiente, qui subit un traitement par radiothérapie ou chimiothérapie, est plus vulnérable face à ce germe.

Question 3 : L'Organisation Mondiale de la Santé (OMS) a classé les médicaments antidouleur (antalgiques, analgésiques) en trois paliers selon leur puissance d'action. Que regroupent les différents paliers ?

Le palier 1, les médicaments antalgiques de palier 1 sont destinés aux douleurs légères à modérées.

- Ils incluent les antalgiques non opioïdes (ou non morphiniques).
- Ils sont dits périphériques car ils agissent au niveau local (plutôt que sur la transmission

des signaux de douleur au niveau du cerveau comme les médicaments morphiniques des deux autres niveaux).

- Plusieurs de ces médicaments sont disponibles en automédication (vente libre).
- Les antalgiques de niveau 1 incluent :
  - l'aspirine ;
  - le paracétamol (acétaminophène) ;
  - les anti-inflammatoires non stéroïdiens (AINS) dits classiques ou non sélectifs tels que l'ibuprofène (Advil), le kétoprofène, le naproxène, le diclofénac, etc. ;
  - les anti-inflammatoires non stéroïdiens (AINS) sélectifs tels que le Celebrex (célécoxib) et l'Arcoxia (étoricoxib) ;
  - le néfopam (Acupan), uniquement disponible en injections ;
  - la floctafénine.

Le palier 2 pour les autres douleurs plus importantes :

- la codéine ;
- la nalbuphine ;
- le tramadol ;
- ou des associations de médicaments de paliers 1 et 2.

Le palier 3 pour les douleurs très intenses : la morphine.

- Les réticences à prescrire la morphine ont longtemps empêché les médecins de calmer les douleurs les plus fortes. Il est pourtant prouvé qu'elle ne rend pas toxicomane quand elle est utilisée pour traiter la douleur.
- Elle peut être donnée en sirop, en comprimé ou par injection.
- Dans certains cas, une "pompe d'analgésie contrôlée" permet au patient de s'administrer lui-même la quantité dont il a besoin (selon un maximum fixé par le médecin).

Pour certaines douleurs, même très intenses (crise de migraine, douleurs liées à une atteinte neurologique, douleur psychogène...), les médecins ne donnent pas de morphine ou de morphiniques (qui sont inefficaces ou dangereux dans ces indications) : ils proposent alors d'autres molécules ou d'autres solutions.

Question 4 : L'atropine peut-elle traverser la barrièrehémato-encéphalique et le placenta ?

C'est un médicament à liposolubilité élevée, donc capable de traverser la barrière hémato-encéphalique et le placenta (prudence chez les femmes enceintes si elles suivent un traitement à l'atropine).

Question 5 : Présenter les 3 catégories de sulfamides.

SULFAMIDES HYPOGLYCÉMIANTS

Ce sont des substances qui agissent essentiellement en stimulant la sécrétion d'insuline par le pancréas, ce qui diminue la glycémie (concentration du glucose dans le sang).

La plupart sont dérivés de la sulfonylurée : carbamide, chlorpropamide, glibenclamide, glibornuride, glicazide, glipizide, tolbutamide.

Leur indication est le diabète sucré non insulinodépendant. Avec les biguanides, ils forment les antidiabétiques

SULFAMIDES DIURÉTIQUES

Ce sont des substances qui stimulent la sécrétion d'urine par le rein en éliminant l'eau contenue dans le sang.

Encore appelés diurétiques thiazidiques, ils ont été les premiers diurétiques oraux d'action puissante.

Ils comprennent de nombreux produits : benzothiazide, chlorothiazide, cyclothiazide, hydrochlorothiazide, hydroflu-méthiazide, méthyclothiazide, polythiazide, trichlorométhiazide.

Ces sulfamides sont couramment employés dans le traitement de longue durée de l'hypertension artérielle.

SULFAMIDES ANTI-INFECTIEUX

Il s'agit de substances soufrées qui aident à lutter contre les infections.

Ils sont utilisés en association et comprennent le cotrimoxazole (association de sulfaméthoxazole et de trimethoprime) qui a une activité antibactérienne et antiparasitaire, la sulfadiazine pour le traitement de la toxoplasmose, et la sulfadoxine (association de sulfadoxineet de pyriméthamine) anciennement utilisée pour le traitement du paludisme.

Question 6 : Quelle est la différence entre un muscle antagoniste et un muscle agoniste ?

Un muscle antagoniste est un muscle ou un groupe de muscles qui s'oppose au mouvement du muscle agoniste, c'est-à-dire celui qui permet le mouvement.

Le muscle agoniste est donc celui qui se contracte, alors que l'antagoniste est celui qui s'étire. Les muscles fonctionnent tous par couple agoniste-antagoniste.

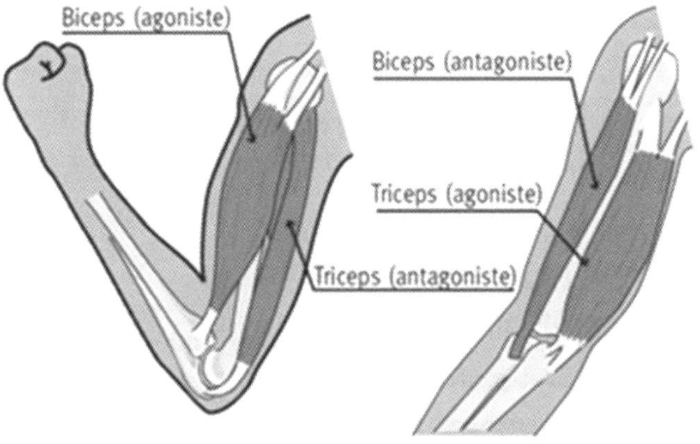

Flexion de l'avant-bras sur le bras
Biceps contracté (agoniste)
Triceps relâché (antagoniste)

Extension de l'avant-bras
Biceps relâché (antagoniste)
Triceps contracté (agoniste)

Question 7 : Définir :

- **Synarthrose.**
- **Amphiarthrose.**
- **Diarthrose.**

SYNARTHROSE

Nom féminin singulier.

La synarthrose est le nom générique des articulations non mobiles (comme les os du crâne, par exemple).

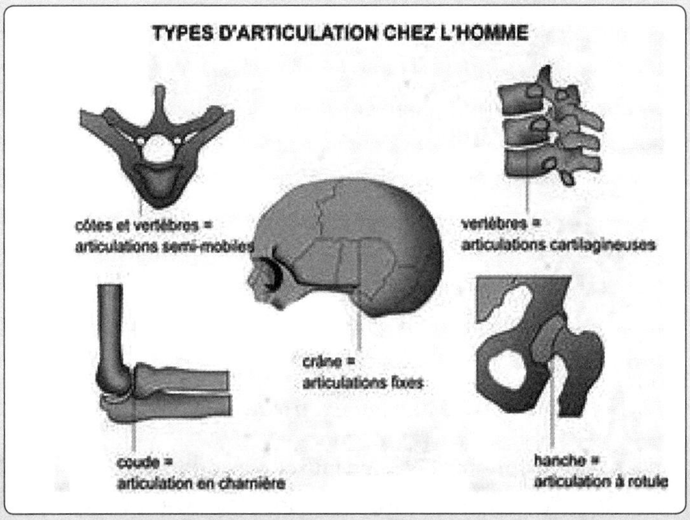

AMPHIARTHROSE

Nom féminin singulier.

L'amphiarthrose désigne une articulation dans laquelle l'os et le cartilage sont soudés et qui n'autorise que des mouvements partiels.

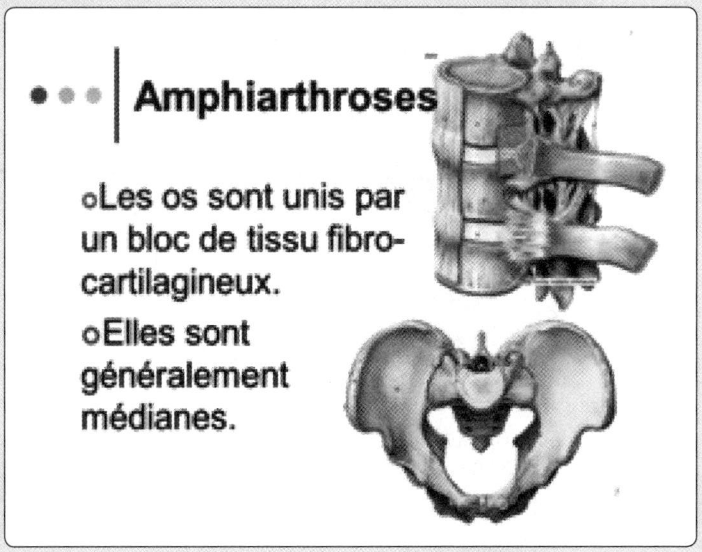

DIARTHROSE

Nom féminin singulier

Le terme « diarthrose » désigne les articulations mobiles de l'organisme, c'est-à-dire les articulations synoviales. Celles-ci sont plus nombreuses dans les membres. Dans une articulation synoviale, les os s'associent par l'intermédiaire d'une cavité remplie de liquide appelé « synovie ».

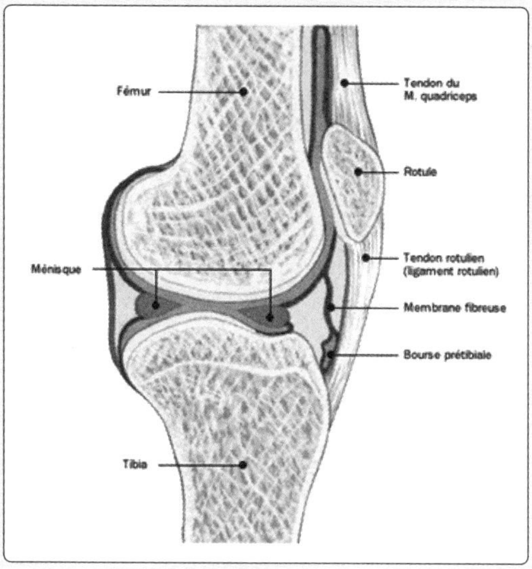

Question 8 : Qu'est-ce qu'un PASS ?

En application de l'article L. 6112-6 du code de la santé publique, les établissements publics de santé et les établissements de santé privés participant au service public hospitalier mettent en place, dans le cadre des programmes régionaux pour l'accès à la prévention et aux soins (PRAPS), des permanences d'accès aux soins de santé (PASS).

Question 9 : Quels sont les trois règles établies par la loi du 22 décembre 1976 concernant le don d'organes ?

Le don d'organes en France repose sur trois règles établies par la loi du 22 décembre 1976 :
Le consentement présumé : toute personne peut devenir donneur d'organes à moins qu'elle n'ait exprimé son refus de son vivant.

La gratuité : toute rémunération ou avantage équivalent en contrepartie du don d'organes est interdit et sanctionné.

L'anonymat : le nom du donneur ne peut être communiqué au receveur et réciproquement. La famille du donneur peut cependant être informée des organes et tissus prélevés ainsi que du résultat des greffes, si elle le demande à l'équipe médicale qui l'a suivie.

Question 10 : Résumer la théorie de Maslow.

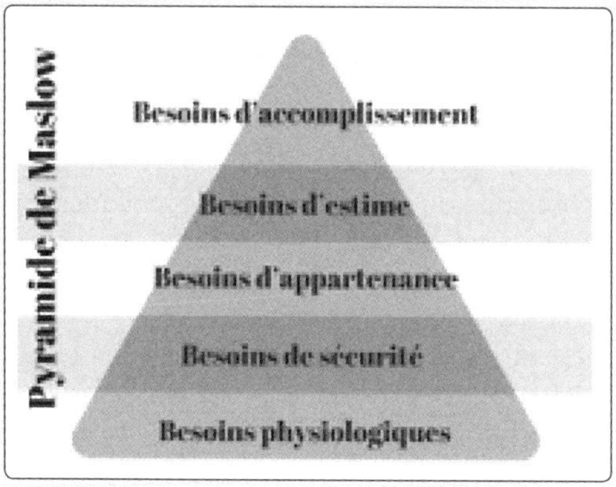

Définition de la théorie de Maslow
Ses recherches montrent que les motivations des êtres humains naissent dans des besoins à satisfaire hiérarchisés en 5 niveaux.
Une hiérarchie qui débute par les besoins physiologiques jusqu'à l'étape ultime, l'accomplissement de soi.

Question 11 : Quels sont les procédés à risques favorisant la transmission de la maladie de Creutzfeld-Jakob ?

Les procédés à risques favorisant la transmission de la maladie de Creutzfeld-Jakob :

- Greffes de cornée : 1 er cas décrit en 1974, depuis 2 autres cas rapportés dans la littérature médicale,
- Instruments : un petit nombre de personnes a été contaminé par des instruments de neurochirurgie stérilisés avec des procédés habituels de stérilisation efficaces pour les bactéries et les virus, et manifestement inefficaces pour les prions,
- Greffes de dure-mère (définition : membrane fibreuse et résistante constituant la méninge externe. Elle adhère fortement à la boîte crânienne et contient des vaisseaux). Ces greffes ont été faites pour combler la perte de cette enveloppe du cerveau. Le risque maximum de ce type d'intervention a existé dans les années 1980,
- Hormone de croissance d'origine humaine.,L'hormone de croissance est administrée par injection sous-cutanée en cas de déficience en hormone de croissance. Jusqu'en 1988, le seul traitement de substitution était basé sur l'hormone d'origine humaine et biologiquement active. Cette hormone était extraite, de la glande hypophyse prélevée chez des personnes décédées. Il fallait rassembler environ 1500 hypophyses pour fabriquer un lot d'hormone. Chaque lot était fractionné en plusieurs centaines de doses de traitement qui étaient ensuite distribuées.

Ainsi l'introduction d'une seule hypophyse prélevée accidentellement chez un patient atteint de MCJ a pu potentiellement suffire à infecter plusieurs doses de traitement et donc plusieurs patients.

Question 12 : Dans quels cas le médicament HYPNOVEL est-il utilisé chez l'adulte ?

HYPNOVEL est un hypnotique et un sédatif à action rapide dont les indications sont chez l'adulte :

- SEDATION VIGILE, avant et pendant les procédures à visée diagnostique ou thérapeutique, avec ou sans anesthésie locale.
- ANESTHESIE :
  - Prémédication avant l'induction de l'anesthésie,
  - Induction de l'anesthésie,
  - Agent sédatif en association avec d'autres agents anesthésiques/analgésiques.
- SEDATION EN UNITÉ DE SOINS INTENSIFS.

Question 13 : Indiquer la physiopathologie de la cirrhose du foie.

Physiopathologie de la cirrhose du foie :

- une inflammation chronique du foie entraîne l'accumulation excessive de composants matriciels altérée dans le foie : fibrose ;
- la fibrose entraîne une hypertension portale ;
- la fibrose entraîne une insuffisance hépatocellulaire ;
- l'hypertension portale et l'insuffisance hépatocellulaire entraîne la formation d'ascite.

Question 14 : Compléter les légendes, indiquer :

- **Tronc coeliaque**
- **Artère splénique**
- **Artère rénale droite**
- **Artère mésentérique supérieure**
- **Artère mésentérique inférieure**
- **Artère hypogastrique**

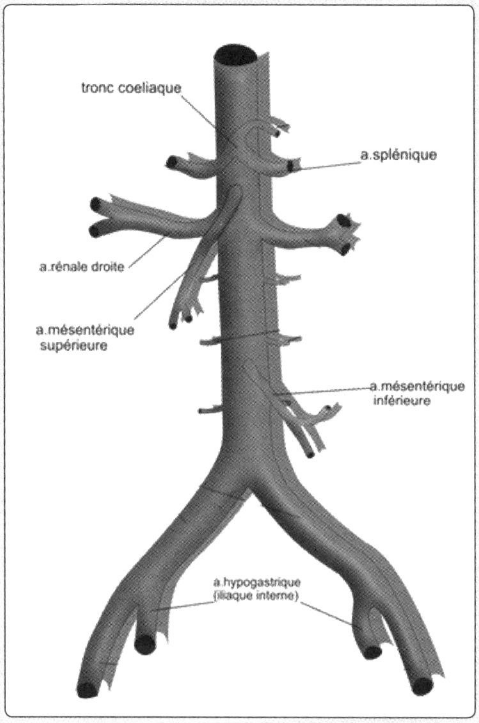

Question 15 : Quels sont les symptômes du cancer de la prostate ?

Le cancer de la prostate ne provoque pas de symptômes au début de son évolution. Des troubles urinaires peuvent ensuite apparaître.

Deux examens permettent de suspecter un cancer de la prostate : le toucher rectal et le dosage des PSA dans le sang.

Au début de son évolution, le cancer de la prostate ne donne pas de symptômes. S'il s'agit d'un cancer localisé, il n'y a généralement pas de troubles urinaires.

Les symptômes mécaniques dus à la compression de l'urètre apparaissent quand la prostate augmente de volume.

Mais l'augmentation de volume de la prostate est présente dans d'autres maladies beaucoup plus fréquentes :

- l'adénome ou hypertrophie bénigne de la prostate (presque tous les hommes de plus de 70 ans ont un adénome de la prostate),
- la prostatite ou infection de la prostate (environ 50 % des hommes ont une prostatite au cours de leur vie).
  - Cette augmentation de volume n'est donc pas spécifique du cancer de la prostate.

- Attention, cependant, il arrive que certains hommes souffrent à la fois d'un cancer de la prostate et d'une hypertrophie bénigne.

Les symptômes liés à l'augmentation de volume de la prostate sont les suivants :

- Besoin fréquent d'uriner, surtout la nuit (pollakiurie) ;
- Jet d'urine faible ;
- Sensation de ne pas avoir vidé complètement sa vessie ;
- Fuites urinaires (incontinence urinaire) ;
- Infection urinaire : cystite, prostatite ou pyélonéphrite ;
- Difficulté ou impossibilité d'uriner ou rétention urinaire ;
- Présence de sang dans les urines ou le sperme ;
- Difficulté à avoir une érection ;
- Douleurs au moment de l'éjaculation.

Question 16 : Quels sont les signes d'un accident vasculaire cérébral ?

Les symptômes dépendent de la zone du cerveau qui est atteinte et de l'étendue de la lésion. Certains signes, correspondant aux zones les plus fréquemment touchées, doivent y faire penser.

L'accident vasculaire cérébral se manifeste soudainement par :

- une déformation de la bouche, ex. : lorsque la personne sourit le sourire n'est pas symétrique,
- une faiblesse d'un côté du corps, bras ou jambe, ex. : lorsqu'on demande à la personne de lever les deux bras devant elle, l'un des bras ne peut être levé ou rester en hauteur, il retombe,
- des troubles de la parole, ex. : lorsqu'on demande à la personne de répéter une phrase, elle a des difficultés à parler ou à comprendre,

Si vous êtes témoin d'un de ces 3 signes, réagissez. Appelez immédiatement le SAMU, faites le 15.

« AVC, agir vite c'est important ».

Ces 3 signes d'alerte peuvent être accompagnés, tout aussi soudainement, de troubles de l'équilibre, de maux de tête intenses ou d'une baisse de vision.

Question 17 : Visualiser le ionogramme sanguin biologiquement normal.

IONOGRAMME SANGUIN :

Examen :	Norme :
Sodium	135 à 145 mmol/L
Potassium	3,5 à 5 mmol/L
Chlore	95 à 105 mmol/L
Bicarbonates	23 à 29 mmol/L
Phosphore	0,8 à 1,3 mmol/L
Magnésium	0,75 à 1 mmol/L
Calcium	2,2 à 2,6 mmol/L
Glucose	A jeun : 3,6 à 5,5 mmol/L Post prandiale : < à 7,8 mmol/L
Urée	2,5 à 7,5 mmol/L
Créatinine	Homme : 65 à 120 µmol/L Femme : 50 à 100 µmol/L
Acide urique	120 à 420 µmol/L
Clairance de la créatinine	80 à 120 ml/min
Protéines totales	65 à 75 g/L
Fer sérique	10 à 30 µmol/L
Ferritine	Homme : 60 à 300 mg/L Femme : 30 à 150 mg/L (*augmente après la ménopause*)

Question 18 : Calculer 479 x 147 =.

70 413.

Question 19 : Qu'est -ce qu'un glaucome ?

Le glaucome est une maladie chronique de l'œil caractérisée par des lésions du nerf optique.

Le nerf optique prend naissance au niveau de la rétine, à l'arrière de l'œil, et transporte les images jusqu'au cerveau.

Dans le glaucome, les terminaisons nerveuses du nerf optique sont abîmées au niveau de la rétine et le nerf optique perd progressivement ses fibres. Il en résulte une atteinte progressive du champ de vision (champ visuel), l'espace que voit l'œil se réduisant petit à petit. La vision disparaît sur les côtés et du côté du nez mais la vision au centre est longtemps conservée. Si les lésions progressent, la vision centrale disparaît, conduisant à la cécité.

Le glaucome touche 1 à 2% de la population de plus de 40 ans et environ 10% après 70 ans. Environ 800 000 personnes sont traitées en France mais 400 000 à 500 000 présenteraient la maladie sans le savoir.

Cette affection est la seconde cause de cécité en France, après la dégénérescence maculaire liée à l'âge (DMLA).

Question 20 : L'infirmier de bloc opératoire a-t-il la possibilité de se présenter à la sélection pour préparer le diplôme d'infirmier en pratique avancée.

Oui, car il est titulaire du diplôme d'état infirmier, et à condition de prouver une expérience professionnelle.

Cependant, la profession d'IPA peut uniquement être exercée après 3 années minimum d'exercice en qualité d'infirmier. De plus, il est recommandé de disposer d'une expérience professionnelle et d'une expertise solide dans la mention qui sera choisie en 2e année.

SÉRIE N°5 DE 20 QROC

Question 1 : Que signifie CHSCT ?

Question 2 : Comment se fait le diagnostic d'une infection nosocomiale ?

Question 3 : Qu'est-ce que l'effet Haldane ?

Question 4 : L'atropine a-t-elle des effets indésirables ?

Question 5 : Description l'appareil d'Ombredanne.

Question 6 : Qu'est-ce que le sac de Mikulicz ?

Question 7 : Quatre dimensions essentielles ont été identifiées par Shortell pour développer une démarche qualité de manière cohérente, efficace et pérenne, citer ces quatre dimensions.

Question 8 : Qu'est-ce qu'un indicateur de qualité et de sécurité des soins ?

Question 9 : Présenter la CSIRMT.

Question 10 : Citer les besoins fondamentaux identifiés par Virginia Henderson.

Question 11 : Détailler en quoi consiste le CERCLE DE SINNER.

Question 12 : Quelles sont les complications post opératoires les plus courantes d'une thyroïdectomie totale ?

Question 13 : Qu'est-ce qu'un Lymphome hodgkinien ?

Question 14 : Compléter les légendes :

- La carotide commune droite
- La carotide commune gauche
- La subclavière droite
- La subclavière gauche
- Le tronc artériel brachio céphalique
- Les coronaires

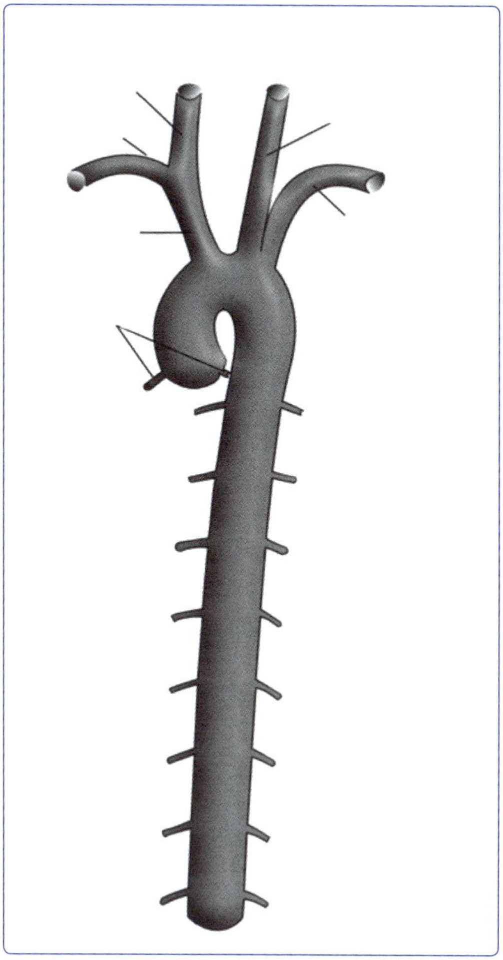

Question 15 : Quelles sont les différences essentielles entre « névrose » et « psychose » ?

Question 16 : Présenter la résistance aux antibiotiques.

Question 17 : Définir la cystite. Quels sont les symptômes de la cystite chez la femme ?

Question 18 : Quels sont les signes d'un accident vasculaire cérébral ?

Question 19 : Visualiser le ionogramme urinaire.

Question 20 : Calculer (3 x 2) + (3 x 2) =.

Vos réponses

CORRIGÉS DE LA SÉRIE N°5

Question 1 : Que signifie CHSCT ?

CHSCT signifie « Comité d'Hygiène, de Sécurité et des Conditions de Travail ».

Question 2 : Comment se fait le diagnostic d'une infection nosocomiale ?

L'examen clinique peut parfois suffire à poser un diagnostic, quand les symptômes « signent » l'infection.

Mais les médecins ont souvent besoin d'outils supplémentaires pour confirmer leurs doutes, et identifier les bactéries responsables (quand il y en a) : bandelette urinaire et/ou examen cyto-bactériologique des urines (ECBU) pour une infection urinaire, radiographie (pour une infection pulmonaire)...

Question 3 : Qu'est-ce que l'effet Haldane ?

Moins le sang est saturé en oxygène et plus l'hémoglobine peut transporter de dioxyde de carbone et le fixer au niveau des tissus.

Lorsque la pression d'oxygène augmente, le gaz carbonique est plus aisément diffusé, en l'occurrence au niveau des poumons.

Á l'inverse, une pression de CO_2 élevée entraîne une meilleure diffusion de l'oxygène et il s'agit alors de l'effet Bohr.

Question 4 : L' atropine a-t-elle des effets indésirables ?

Les effets indésirables de ce médicament correspondent à la dose administrée. Ce sont des réactions fréquentes, surtout chez les enfants. De plus, l'atropine peut s'accumuler et produire des effets systémiques après plusieurs doses par inhalation chez les personnes âgées.

Chez les adultes, les effets secondaires les plus courants que l'on peut observer sont les suivants :

- Sécheresse de la bouche,
- Peau rouge et chaude par manque de transpiration,
- Fièvre,
- Constipation.

Question 5 : Description l'appareil d'Ombredanne.

Cet appareil doit être considéré comme un robinet à trois voies conduisant :

- 1) la première à l'air libre,
- 2) la seconde dans un sac en baudruche, réservoir d'air confiné,
- 3) la troisième dans un réservoir rempli d'éponges imbibées d'éther.

L'appareil se compose d'une sphère remplie d'éponges imbibées d'éther, générateur de l'appareil. Cette sphère est traversée transversalement par un tube diamétral aboutissant par une extrémité au sac en vessie de porc ou en caecum de boeuf, par l'autre, à l'air extérieur ; l'ouverture à l'air extérieur se fait par des fenêtres tracées en escaliers.

Sur ce tube s'ouvrent latéralement :

- 1) deux cheminées g et g' servant l'une à l'entrée et l'autre à la sortie de l'air respiré ; une demi cloison en chicane r, force l'air à se répandre dans la sphère, au lieu de passer directement d'une cheminée à l'autre.
- 2) un tube h qui va au masque d'inhalation.
- 3) une voie détournée j qui part du tube h et va au tube diamétral.

Dans le tube diamétral tourne un boisseau creux cloisonné et percé de fenêtres 0, 01, 02, à ouverture progressive ; La fenêtre 02 est toujours ouverte.

Les mouvements de ce boisseau se traduisent par le déplacement d'un index sur une graduation chiffrée de 0 à 8.

À la position 0 : les fenêtres g et g' sont fermées, k et 01 ouvertes en grand. Il entre dans le masque d'inhalation, beaucoup d'air frais et peu d'air confiné ; il n'y pénètre d'éther que ce qui filtre à travers les fenêtres g et g' fermées.

À la position 4 : position moyenne : la fenêtre k est semi fermée, g, g' et 01 semi ouvert. Il entre dans le masque d'inhalation

- de l'air frais,
- des vapeurs d'éther venues du sac à confination, saturées par la traversée de la sphère,
- de l'air confiné contenant des vapeurs d'éther mais venu par la voie détournée 01 j, sans se saturer dans la sphère.

À la position 8 : la fenêtre k est ouverte au minimum, g et g' sont ouvert en grand ; j est fermé. Il entre dans le masque à inhalation :

- un peu d'air frais
- des vapeurs d'éther saturées par leur passage dans la sphère et venues du sac.

Les éponges, fournissant une énorme surface d'évaporation, sont indispensables et ne peuvent pas être substituées par de l'éther libre.

- pendant la campagne d'Afrique du nord en 1943, avant l'utilisation du vaporisateur OXFORD.
- au Vietnam en 1965, dans le delta du Mekong, par le docteur Nguyen Khac Minh, seul anesthésiste qualifié du Sud -Vietnam, et ceci avant l'utilisation du vaporisateur EMO.

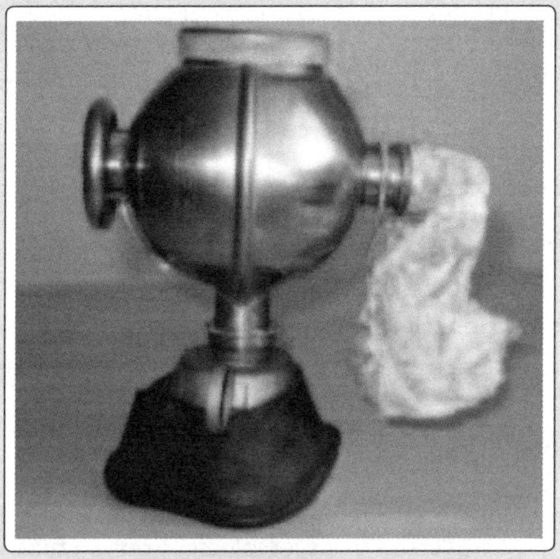

Question 6 : Qu'est-ce que le sac de Mikulicz ?

Le sac de Mikulicz est une sorte de sac de gaze, ayant un peu la forme d'un parachute, que l'on étale dans le fond d'une zone cruentée* et infectée (par exemple une pelvipéritonite) et dans lequel on peut en plus disposer deux à trois mèches (dites mèches à prostate) et un petit tube pour irriguer quotidiennement ce système. Les mèches sont retirées à partir du 7e jour et le sac au 12e jour.

*Cruentée : saignant à vif dépourvue de revêtement cutané

Question 7 : Quatre dimensions essentielles ont été identifiées par Shortell pour développer une démarche qualité de manière cohérente, efficace et pérenne, citer ces quatre dimensions.

- Une dimension stratégique.
- Une dimension technique.
- Une dimension structurelle.
- Une dimension culturelle.

Question 8 : Qu'est-ce qu'un indicateur de qualité et de sécurité des soins ?

Un indicateur de qualité et de sécurité des soins est un outil de mesure d'un état de santé, d'une pratique, d'une organisation ou de la survenue d'un événement, qui permet d'évaluer de manière valide et fiable la qualité des soins et son évolution dans le temps.

Il évalue la structure, le processus ou le résultat, et peut être recueilli à partir de différentes sources de données.

Question 9 : Présenter la CSIRMT.

Le Journal officiel de mercredi a publié un décret relatif aux nouvelles attributions et à la composition de la commission des soins infirmiers, de rééducation et médico-techniques (CSIRMT) dans les établissements publics de santé.

Pris en application de la loi portant réforme de l'hôpital et relative aux patients, à la santé et aux territoires (HPST), ce décret a pour objet principal d'adapter les compétences de cette instance consultative à la nouvelle répartition des attributions entre le conseil de surveillance et le directoire des hôpitaux, instances nouvellement créées et remplaçant le conseil d'administration et le conseil exécutif.

La CSIRMT ne sera plus obligatoirement consultée sur le projet d'établissement et l'organisation interne.

Question 10 : Citer les besoins fondamentaux identifiés par Virginia Henderson.

Les 14 besoins de Virginia Henderson :

- 1. Besoin de respirer
- 2. Besoin de boire et manger
- 3. Besoin d'éliminer
- 4. Besoin de se mouvoir et de maintenir une bonne posture
- 5. Besoin de dormir et de se reposer
- 6. Besoin de se vêtir et de se dévêtir
- 7. Besoin de maintenir la température du corps dans les limites de la normale
- 8. Besoin d'être propre et de protéger ses téguments
- 9. Besoin d'éviter les dangers
- 10. Besoin de communiquer
- 11. Besoin de pratiquer sa religion
- 12. Besoin de s'occuper et de se réaliser;
- 13. Besoin de se récréer, se divertir
- 14. Besoin d'apprendre

Question 11 : Détailler en quoi consiste le CERCLE DE SINNER.

La qualité d'un bon nettoyage dépend de 4 facteurs qui sont regroupés dans un cercle appelé cercle de Sinner.

Le principe repose sur le fait que si l'un des facteurs est diminué, il faut compenser sa diminution (ou sa perte) par un ou plusieurs autres facteurs.

- Premier facteur 25% de chimie : Détergent, décapant, détartrant, lessive, produit vaisselle.
  - Le choix du produit et de son dosage est très important pour l'obtention du résultat final.
- Deuxième facteur 25% d'action mécanique : Balai de lavage à plat, frottoir, microfibre, mono brosse, auto laveuse, nettoyeur haute pression...
  - L'action mécanique peut être réalisée manuellement ou au moyen de matériel adapté.
- Troisième facteur 25% de temps d'action : c'est le temps d'action du produit et de l'opération mécanique.
  - Le facteur « temps d'action » est très souvent négligé alors qu'il est sûrement le plus facile à réaliser.
- Quatrième facteur 25% de température : c'est la température à laquelle on effectue le nettoyage, la chaleur augmente la capacité détergente, elle accélère le processus de nettoyage et diminue le besoin d'action mécanique.

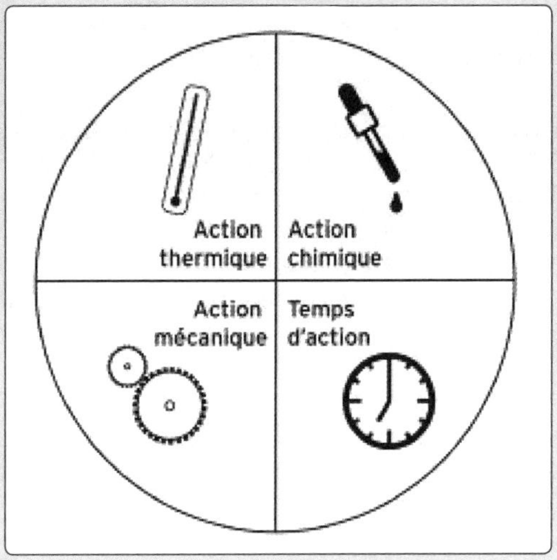

Question 12 : Quelles sont les complications post opératoires les plus courantes d'une thyroïdectomie totale ?

Les complications post opératoires les plus courantes d'une thyroïdectomie totale sont :
En général, les suites sont simples. Il existe néanmoins des complications qu'il faut connaître.

- **Hématome post opératoire**
  - Un hématome, dans la loge initialement occupée par la thyroïde, peut survenir immédiatement après la chirurgie.
  - Cela nécessite souvent une ré intervention, en urgence, du fait de la gêne respiratoire liée à la compression possible de la trachée par cet hématome (hématome suffocant : 1%).
- **Complications vocales**
  - Dans la grande majorité des cas, une voix normale dès le lendemain de l'intervention.
  - Parfois enrouement de façon temporaire.
  - La principale complication est la paralysie d'un nerf récurrent.
    - Il existe deux nerfs récurrents qui sont situés au contact de la face postérieure de la thyroïde (voir dessin) et qui vont innerver chacun une corde vocale.

- 1 : Nerf laryngé supérieur
- 2 : Larynx
- 3 : Glande thyroïde
- 4 : Trachée
- 5 : Nerf laryngé inférieur
- La simple dissection de ce nerf peut entraîner une paralysie, heureusement régressive dans plus de la moitié des cas.
- La paralysie d'un nerf récurrent entraîne le plus souvent des troubles de la voix (voix modifiée, affaiblie) et peut s'accompagner de troubles de la déglutition pour les liquides.
- Pour les formes régressives de paralysie, des séances de rééducation orthophonique aident à récupérer plus rapidement sa voix (en général en quelques semaines, mais il existe des récupérations tardives jusqu'à un an).
- Dans les formes exceptionnellement définitives de paralysie, la rééducation permet d'obtenir une compensation par la corde vocale opposée.
- Lorsque la paralysie concerne les deux nerfs récurrents, cela engendre des troubles majeurs de la déglutition ou des phénomènes d'asphyxie grave nécessitant parfois une trachéotomie temporaire.
- D'autres nerfs (laryngés) agissant sur la qualité de la voix (notamment pour les professionnels tels les chanteurs) peuvent être paralysés au cours de cette chirurgie. Ceci affecte cependant la voix d'une façon moins marquée.

- **Hypocalcémie** : (baisse du taux de calcium dans le sang)
  - Les glandes parathyroïdes, au nombre de quatre, sont situées au contact du corps de la thyroïde, à sa face postérieure, et vascularisées par les artères thyroïdiennes.
  - Ces glandes parathyroïdes secrètent la parathormone (PTH) qui agit sur la régulation du calcium et phosphore dans le sang. Au cours de l'ablation de la thyroïde (principalement thyroïdectomie totale ou curage ganglionnaire pour cancer), la simple dissection, dévascularisation ou ablation intempestive de ces glandes parathyroïdiennes peut entraîner une hypocalcémie post-opératoire (20% cas dont 80% transitoire).
  - L'hypocalcémie est à l'origine de crampes, fourmillements autour des lèvres et extrémités voire dans les formes plus graves, de crise de tétanie.
  - Généralement, tout rentre dans l'ordre en quelques semaines, spontanément ou grâce à un traitement substitutif par calcium.

Question 13 : Qu'est-ce qu'un Lymphome hodgkinien ?

Un lymphome est un cancer du système lymphatique, c'est-à-dire du principal élément du système immunitaire de l'organisme.

Il naît dans les globules blancs appelés lymphocytes.

Le lymphome hodgkinien est rare : on estime à 1 880 le nombre de nouveaux cas diagnostiqués en France en 2012. Il touche principalement les jeunes adultes, entre 20 et 30 ans, ainsi que les personnes de plus de 60 ans.

L'augmentation persistante d'un ou plusieurs ganglions, une gêne respiratoire ou une toux sèche et persistante en sont les principaux symptômes.

Le choix des traitements est établi par plusieurs médecins de spécialités différentes, s'appuyant sur les recommandations de bonne pratique.

Le traitement repose sur la chimiothérapie, seule ou associée à la radiothérapie. Très sensible à ces traitements, il est guéri dans plus de 80% des cas.

Globale, la prise en charge comprend aussi tous les soins et soutiens complémentaires nécessaires.

Une équipe de professionnels de différentes spécialités suivra le patient tout en travaillant en lien avec son médecin traitant.

À l'issue des traitements, un suivi régulier visera à déceler les signes d'évolution de la maladie, et à traiter les éventuels effets secondaires tardifs des traitements.

Question 14 : Compléter les légendes :

- **La carotide commune droite ; La carotide commune gauche ; La subclavière droite ; La subclavière gauche ; Le tronc artériel brachio céphalique ; Les coronaires.**

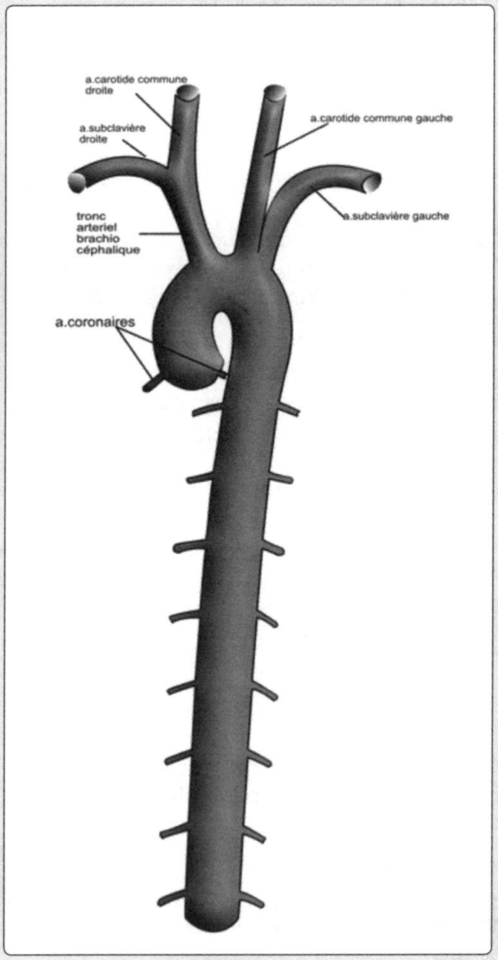

Question 15 : Quelles sont les différences essentielles entre « névrose » et « psychose » ?

Les névroses sont des pathologies de la personnalité caractérisées par des conflits intrapsychiques qui transforment la relation du sujet à son environnement social en développant des symptômes spécifiques en lien avec les manifestations de son angoisse.

- La névrose est en quelque sorte une solution adaptée par le sujet pour faire face aux difficultés qu'il rencontre dans sa relation au monde extérieur.
- La névrose entraîne une perturbation de la personnalité sans pour autant empêcher la personne de vivre normalement.

Le sujet reste donc conscient de sa maladie et vit dans la réalité.

- Exemples de névroses : les crises d'angoisse, l'hystérie, les phobies, les TOC (=névrose obsessionnelle), les obsessions, les dépressions, l'hypocondrie...

La psychose se traduit par un désinvestissement de la réalité extérieure (mécanisme de déni) et un surinvestissement de soi-même. Cette perte de la réalité se manifeste par des délires, des hallucinations...

- Autrement dit, une personne psychotique est en rupture avec la réalité, le monde qui l'entoure. Il peut y avoir des ruptures familiales, professionnelles, sociales. Elle vit « dans son monde ».
- Les troubles des psychoses sont presque toujours graves, parce qu'en général les invalidités consécutives sont majeures. Les hospitalisations sont nécessaires et souvent durables.
- Une prise médicamenteuse quotidienne semble inévitable pour stabiliser la personne. Elle altère gravement la personnalité.

Exemple de psychoses : La schizophrénie, psychose maniaco-dépressive, hébéphrénie...

Question 16 : Présenter la résistance aux antibiotiques.

La résistance aux antibiotiques constitue aujourd'hui l'une des plus graves menaces pesant sur la santé mondiale, la sécurité alimentaire et le développement.

Elle peut toucher toute personne, à n'importe quel âge et dans n'importe quel pays.

La résistance aux antibiotiques est un phénomène naturel mais le mauvais usage de ces médicaments chez l'homme et l'animal accélère le processus.

Un nombre croissant d'infections, comme la pneumonie, la tuberculose ou la gonorrhée, la salmonellose, deviennent plus difficiles à traiter les antibiotiques utilisés pour les soigner perdant leur efficacité.

La résistance aux antibiotiques entraîne une prolongation des hospitalisations, une augmentation des dépenses médicales et une hausse de la mortalité.

Les antibiotiques sont des médicaments utilisés pour traiter et prévenir les infections bactériennes. La résistance survient lorsque les bactéries évoluent en réponse à l'utilisation de ces médicaments.

Ce sont les bactéries, et non les êtres humains ou les animaux, qui deviennent résistantes. Elles peuvent alors provoquer chez l'homme ou l'animal des infections plus difficiles à traiter que celles dues à des bactéries non résistantes.

La résistance aux antibiotiques entraîne une augmentation des dépenses médicales, une prolongation des hospitalisations et une hausse de la mortalité.

Il faut d'urgence changer dans le monde entier la façon dont nous prescrivons et utilisons ces médicaments. Même si l'on met au point de nouveaux antibiotiques, la résistance demeurera une grave menace sans une modification des comportements. Cette évolution doit comporter des mesures pour réduire la propagation des infections, notamment par la vaccination, le lavage des mains, les rapports sexuels à moindre risque et une bonne hygiène alimentaire.

Question 17 : Définir la cystite. Quels sont les symptômes de la cystite chez la femme ?

La cystite est une infection urinaire localisée au niveau de la vessie. Le plus souvent, elle est due à la bactérie Escherichia Coli. Fréquente chez la femme, elle est en général sans gravité.

Lorsqu'elle survient chez des personnes fragiles, le traitement doit être adapté.
Les symptômes de la cystite chez la femme ; ils surviennent de façon plus ou moins brutale et associent :

- des brûlures ou des douleurs en urinant ;
- une sensation de poids dans le bas du ventre ou des douleurs du bas ventre ;
- des besoins pressants d'uriner (impression de ne pas pouvoir se retenir) ;
- des besoins d'uriner très souvent sans pouvoir évacuer beaucoup d'urine (pollakiurie) ;
- des urines troubles, dégageant une odeur inhabituelle et contenant éventuellement des traces de sang ;
- en revanche, lors d'une infection urinaire localisée à la vessie (cystite), la personne n'a pas de douleur lombaire, elle ne frisonne pas et sa température est normale (la présence d'une fièvre est le signe d'une atteinte infectieuse rénale ou pyélonéphrite).

Question 18 : Quels sont les signes d'un accident vasculaire cérébral ?

Les symptômes dépendent de la zone du cerveau qui est atteinte et de l'étendue de la lésion. Certains signes, correspondant aux zones les plus fréquemment touchées, doivent y faire penser : l'accident vasculaire cérébral se manifeste soudainement par :

- une déformation de la bouche.
  - ex. : lorsque la personne sourit le sourire n'est pas symétrique.
- une faiblesse d'un côté du corps, bras ou jambe.
  - ex. : lorsqu'on demande à la personne de lever les deux bras devant elle, l'un des bras ne peut être levé ou rester en hauteur, il retombe.
- des troubles de la parole.
  - ex. : lorsqu'on demande à la personne de répéter une phrase, elle a des difficultés à parler ou à comprendre.

Si vous êtes témoin d'un de ces 3 signes, réagissez. Appelez immédiatement le SAMU, faites le 15.

Ces 3 signes d'alerte peuvent être accompagnés, tout aussi soudainement, de troubles de l'équilibre, de maux de tête intenses ou d'une baisse de vision.

Question 19 : Visualiser le ionogramme urinaire.

4- IONOGRAMME URINAIRE :

Examen :	Norme :
Sodium	100 à 300 mmol/24h
Potassium	50 à 100 mmol/24h
Chlore	100 à 250 mmol/24h
Phosphore	16 à 48 mmol/24h
Magnésium	3 à 6 mmol/24h
Albumine	Absence
Corps cétoniques	Absence
Acétone	Absence
Glucose	Absence
Urée	300 à 500 mmol/24h
Créatinine	Homme : 10 à 22 mmol/24h Femme : 9 à 16 mmol/24h
Acide urique	2,4 à 4,8 mmol/24h
Protéinurie	< 120 mg/24h
Ammoniaque	1 à 3

Question 20 : Calculer (3 x 2) + (3 x 2) =.

6 + 6 =12.

SÉRIE N°6 DE 20 QROC

Question 1 : Donner la signification de CCLIN.

Question 2 : Quelle dose maximale de paracétamol à ne pas dépasser ?

Question 3 : À quoi servent les bétabloquants ?

Question 4 : Quels sont les inconvénients des bêtabloquants ?

Question 5 : Compléter les légendes : Langue - pharynx - glande salivaire - estomac - intestin grêle - gros intestin - rectum - anus - appendice - pancréas - vésicule biliaire - foie - œsophage - trachée artère - bouche.

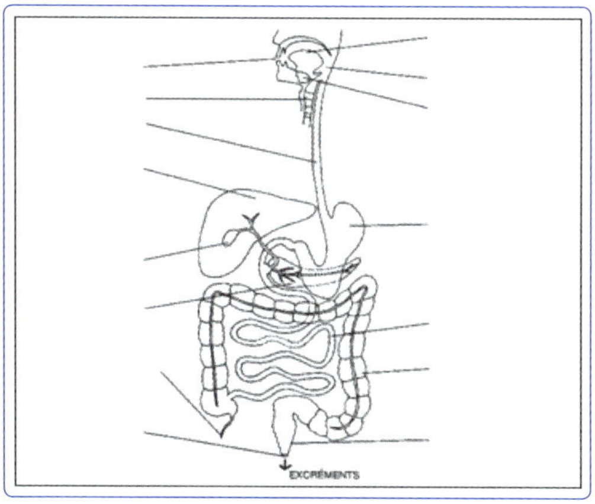

Question 6 : Comment s'appelle l'exagération des règles ?

- ❍ Métrorragie
- ❍ Ménorragie
- ❍ Dysménorrhée
- ❍ Hémorragie

Question 7 : Que sont les menstruations ?

Question 8 : Présenter la phase 1 du cycle menstruel.

Question 9 : Présenter les ARS.

Question 10 : Quelles sont les deux grandes missions des ARS ?

Question 11 : Comment se forme le tartre dentaire ?

Question 12 : Présenter le rhumatisme articulaire aigu.

Question 13 : Présenter le syndrome de Munchasen par procuration.

Question 14 : Dessiner le schéma dentaire d'un adulte.

Question 15 : Quel est le principal facteur de risque du cancer du col de l'utérus ? Présenter le.

Question 16 : Présenter les symptômes de la rectocolite hémorragique.

Question 17 : Qu'est-ce qu'un antifongique ? (médicament) : définition et indications.

Question 18 : Calculer la surface totale, exprimée en décamètres carrés des surfaces suivantes additionnées : 5 m^2 ; 75 cm^2 ; 10 dm^2.

Question 19 : Présenter l'hémoglobine glyquée - sa définition - ses normes et objectifs - sa correspondance avec la glycémie.

Question 20 : Calculer en longueur totale exprimée en mètres, les longueurs suivantes :
15 dam ; 3 cm ; 4,5 m ; 10 mm.

Vos réponses

CORRIGÉS DE LA SÉRIE N°6

Question 1 : Donner la signification de CCLIN.

CCLIN signifie « Centre de Coordination des comités de Lutte contre les infections Nosocomiales ».

Question 2 : Quelle dose maximale de paracétamol à ne pas dépasser ?

Respecter la dose maximale par prise (1 g), la dose maximale quotidienne (3 g/j), l'intervalle minimum entre les prises (6 heures) et la durée maximale de traitement recommandée (3 jours en cas de fièvre, 5 jours en cas de douleur, en l'absence d'ordonnance).

Ces posologies sont bien sûr à adapter selon les situations cliniques (-50 kg, insuffisance hépatique légère à modérée, insuffisance rénale sévère, alcoolisme chronique...).

Penser à toujours vérifier la présence de paracétamol dans les autres médicaments (utilisés pour douleurs, fièvre, allergies, symptômes du rhume ou état grippal).

Question 3 : À quoi servent les bétabloquants ?

Les bêtabloquants (aussi appelés bêta-bloqueurs ou inhibiteurs bêta-adrénergiques) sont des médicaments administrés par voie orale ou dans des situations urgentes, par voie veineuse pour soigner certaines maladies du cœur, des artères et des veines.

Ils sont couramment utilisés en cardiologie depuis les années 60.

L'objectif des bêtabloquants est de ralentir la fréquence cardiaque, de faire baisser la pression artérielle, de diminuer la consommation en oxygène du cœur et de ralentir certains troubles du rythme cardiaque.

Question 4 : Quels sont les inconvénients des bêtabloquants ?

Comme pour tout médicament, l'utilisation de bêtabloquants peut entraîner des effets indésirables : bradycardie (ralentissement important de la fréquence cardiaque), décompensation d'une insuffisance cardiaque, hypotension, asthme, hypoglycémie, troubles du sommeil, essoufflement, troubles digestifs, dysfonction érectile, sont rapportés. Si ces effets persistent, parlez-en à votre médecin qui pourra revoir la prescription ou le dosage.

Pour éviter un certain nombre de ces effets secondaires, l'instauration d'un traitement bêta bloquant nécessite un interrogatoire précis et la réalisation préalable d'un ECG (électrocardiogramme), puis la surveillance régulière du pouls et de la TA.

Question 5 : Compléter les légendes : Langue - pharynx - glande salivaire - estomac - intestin grêle - gros intestin - rectum - anus - appendice - pancréas - vésicule biliaire - foie - œsophage - trachée artère - bouche.

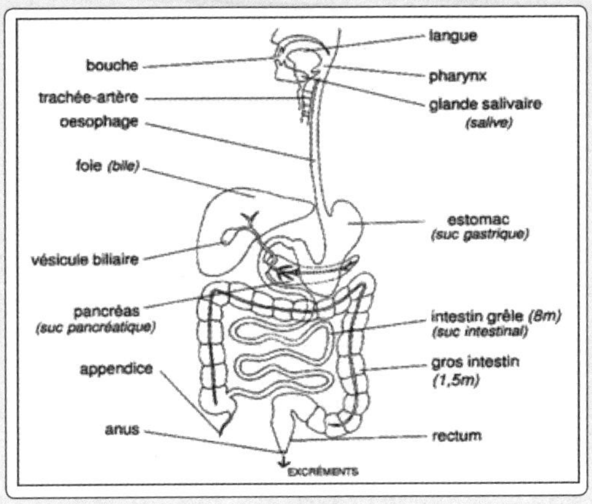

Question 6 : Comment s'appelle l'exagération des règles ?

- ❍ **Métrorragie**
- ☑ **Ménorragie**
- ❍ **Dysménorrhée**
- ❍ **Hémorragie**

Question 7 : Que sont les menstruations ?

Les termes « menstruations » et « règles » sont des synonymes. Après avoir atteint leur puberté, les femmes ont des saignements menstruels environ une fois par mois. Les menstruations sont le résultat de la préparation de la couche interne de l'utérus, laquelle s'épaissit et se remplit de vaisseaux sanguins en vue d'une grossesse éventuelle. Si la grossesse n'a pas lieu, la couche interne épaissie s'évacue avec des saignements. Les saignements durent normalement entre 3 et 8 jours. Pour la plupart des femmes, les règles surviennent selon un cycle relativement régulier et prévisible. La durée des règles, du premier jour d'une menstruation au premier jour de la menstruation suivante, est habituellement de 21 à 35 jours.

Question 8 : Présenter la phase 1 du cycle menstruel.

Le cycle menstruel se compose de trois phases.

1. Phase folliculaire (jours 1 à 14)
   - Cette phase du cycle menstruel s'étend approximativement des jours 1 à 14.
   - Cette étape commence par des saignements rouge vif au jour 1 et se termine par l'ovulation.
   - Parallèlement aux saignements menstruels qui ont lieu au début de cette phase, les ovaires se préparent à ovuler.
     - L'hypophyse, une glande située à la base du cerveau, libère une hormone appelée l'hormone folliculostimulante (FSH).
     - Cette hormone entraîne la croissance de plusieurs follicules à la surface de l'ovaire.
     - Chacun de ces « sacs » remplis de liquide contient un ovule
     - Ensuite, l'un de ces follicules devient le follicule dominant; c'est en lui que se développera un seul ovule mature.
     - Les autres follicules se dégénèrent.
     - La maturation de plus d'un follicule peut engendrer une grossesse multiple, c'est-à-dire des jumeaux ou plus encore.

- Le follicule en maturation produit une hormone, l'œstrogène, qui s'accroît durant la phase folliculaire et qui atteint un sommet un ou deux jours avant l'ovulation.
- En REPONSE à l'augmentation du taux d'œstrogène, la couche interne de la cavité utérine (l'endomètre) devient plus épaisse et se sature de sang lors de la deuxième moitié de cette phase (c.-à-d. lorsque les règles ont pris fin).
- Le taux élevé d'œstrogène stimule la production de gonadolibérine (GnRH), qui à son tour déclenche la sécrétion de l'hormone lutéinisante (LH) par l'hypophyse.
- Aux alentours du jour 12, en raison de la montée des taux de LH et de FSH, le follicule libère l'ovule.
- Le taux élevé de LH engendre également une hausse de la testostérone, ce qui accroît le désir sexuel, juste au moment où la fertilité est à son point culminant dans le cycle.

Question 9 : Présenter les ARS.

Agence régionale de santé

Agence publique

Une agence régionale de santé est un établissement public administratif de l'État français chargé de la mise en œuvre de la politique de santé dans sa région. Créées le 1er avril 2010, les agences régionales de santé sont régies par le titre III du livre IV de la première partie du code de la santé publique.

Création : 1 avril 2010

Dépend de : Ministère de la Santé

Domaine : Santé publique

Ministre : Olivier Véran

Type : Établissement public à caractère administratif

Question 10 : Quelles sont les deux grandes missions des ARS ?

Deux grandes missions : le pilotage de la politique de santé publique et la régulation de l'offre de santé en région.

Les agences régionales de santé sont des établissements publics, autonomes moralement et financièrement, placés sous la tutelle des ministères chargés des affaires sociales et de la santé.

Le pilotage de la politique de santé publique en région comprend trois champs d'intervention :

- La veille et la sécurité sanitaires, ainsi que l'observation de la santé.
- La définition, le financement et l'évaluation des actions de prévention et de promotion de la santé.
- L'anticipation, la préparation et la gestion des crises sanitaires, en liaison avec le préfet.

La régulation de l'offre de santé en région vise à mieux répondre aux besoins et à garantir

- Concrètement, les agences régionales coordonnent les activités et attribuent le budget de fonctionnement des hôpitaux, cliniques, centres de soins ainsi que des structures pour personnes âgées, handicapées et dépendantes.
- La régulation comporte une dimension territoriale - pour une meilleure répartition des médecins et de l'offre de soins sur le territoire - et une dimension économique - pour une meilleure utilisation des ressources et la maîtrise des dépenses de santé.
- La régulation est mise en place dans les différents domaines de responsabilité de l'agence, la loi mettant à la disposition du Directeur Général de l'ARS divers leviers, notamment :
    - L'autorisation de la création des établissements et services de soins et médico-sociaux, le contrôle de leur fonctionnement et l'allocation de leurs ressources.

- La définition et la mise en œuvre, avec les organismes d'assurance maladie et la caisse nationale de solidarité et d'autonomie (CNSA), des actions propres à prévenir et à gérer le risque assurantiel en santé en région.
- L'évaluation et la promotion de la qualité des formations des professionnels de santé.

Question 11 : Comment se forme le tartre dentaire ?

Le tartre dentaire se forme par minéralisation de la plaque dentaire (association de protéines salivaires et de bactéries), suite à l'incorporation de phosphate de calcium salivaire. Sans détartrage, ce tarte s'accumule et peut provoquer le développement de maladies (gingivite, parodontite).

Une bonne hygiène buccodentaire est indispensable POUR LIMITER la formation de ce tartre.

Question 12 : Présenter le rhumatisme articulaire aigu.

Le rhumatisme articulaire aigu (ou RAA) est une forme d'arthrite particulièrement sévère. Cette inflammation des articulations peut en effet entraîner le décès des malades lorsqu'elle atteint les valves cardiaques.

Généralement, le rhumatisme articulaire aigu est consécutif à une infection des voies respiratoires (poumons ou bronches)

Ainsi, le RAA fait généralement son apparition dans les trois mois qui suivent une angine d'origine bactérienne (20 % des angines) qui aurait mal été traitée.

Le rhumatisme articulaire aigu entraîne des symptômes tels que des douleurs articulaires au niveau des membres inférieurs (genou, cheville) et des membres supérieurs (coude, poignet). Ces violentes douleurs ont pour particularité d'être mobiles, passant d'une articulation à une autre.

Elles s'accompagnent d'une fièvre relativement intense (environ 39°C) et de mouvements désordonnés.

Les atteintes cardiaques sont très fréquentes, beaucoup plus que les troubles digestifs.

Question 13 : Présenter le syndrome de Munchasen par procuration.

Le syndrome de Munchausenpar procuration est une forme particulière du syndrome de Munchausen.

Cette forme de la maladie touche particulièrement le personnel de santé à la charge d'enfants,et les mères de famille.

Il s'agit d'une simulation de symptômes absents.

Par ailleurs, les symptômes "inventés" par le personnel de santé, concernent leurs patients (enfants).

Ce syndrome désigne des maladies factices, provoquées sur leurs propres enfants par des mères appartenant souvent à une profession paramédicale.

- Elles se présentent aux urgences en jouant un rôle de salvatrice héroïque et veulent rester jour et nuit auprès de leur enfant.
- Les symptômes cessent dès que les visites sont suspendues.
- Les troubles provoqués peuvent être graves et entraîner des décès.

Question 14 : Dessiner le schéma dentaire d'un adulte.

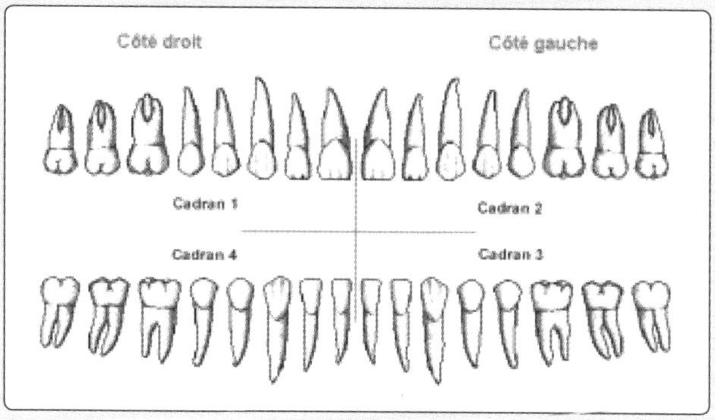

Question 15 : Quel est le principal facteur de risque du cancer du col de l'utérus ? Présenter le.

Le papillomavirus humain, en cause dans la survenue du cancer du col de l'utérus.

- Le cancer du col de l'utérus est principalement dû à une infection persistante, d'une durée de 10 à 15 ans, par des virus appelés papillomavirus humains (virus du papillome humain ou HPV, abréviation de humanpapillomavirus) à haut risque et transmis par voie sexuelle.
- L'infection par un virus HPV est l'infection sexuelle transmissible la plus fréquente dans le monde (80% des femmes sont infectées au moins une fois dans leur vie). Elle guérit le plus souvent spontanément. Mais dans 10 % des cas, le virus persiste au niveau de la muqueuse du col utérin et peut alors provoquer des modifications de l'épithélium appelées lésions précancéreuses, susceptibles d'évoluer vers un cancer.
- Les papillomavirus appartiennent à une famille comprenant de nombreux types de virus. Il existe 12 génotypes de HPV, dits à haut risque, en cause dans la survenue d'un cancer du col de l'utérus (un 13e génotype est suspecté). Les virus les plus fréquemment en cause sont les HPV de type 16 et 18, présents dans plus de 70 % des cas de cancer du col de l'utérus.
- La transmission du virus se fait par contact avec la peau et les muqueuses, le plus souvent lors de rapports sexuels, avec ou sans pénétration. C'est pourquoi le préservatif, s'il permet de limiter le contact avec le virus, ne peut toutefois pas assurer une protection complète.

Prévenir l'infection à papillomavirus humain par la vaccination.

La vaccination contre les papillomavirus humains est capitale pour prévenir le cancer du col de l'utérus. Cependant, le vaccin ne protège pas contre toutes les infections à papillomavirus. C'est pourquoi il est nécessaire, chez les femmes de 25 à 65 ans, même si elles sont vaccinées, de faire des frottis de dépistage selon des modalités qui dépendantes de l'âge.

Question 16 : Présenter les symptômes de la rectocolite hémorragique.

La rectocolite hémorragique (RCH) peut se révéler par des symptômes divers selon l'étendue des lésions digestives au moment de la poussée.

Symptômes digestifs de la rectocolite hémorragique.

L'atteinte rectale, voire colique, de la maladie se traduit par :

- des rectorragies (saignement par l'anus) ;
- des écoulements de glaires sanglantes par l'anus ;
- des épreintes (fausses envies pressantes et impérieuses d'aller à la selle) ;

- des douleurs rectales et anales avec contracture du sphincter appelée ténesme ;
- une diarrhée, inconstante, accompagnée de glaires et de sang (4 à 20 selles par jour selon l'étendue des lésions rectocoliques) ;
- des douleurs abdominales (spasmes).

Symptômes généraux

- En raison du retard diagnostic, la maladie est responsable de :
- Fatigue,
- Amaigrissement,
- Fièvre,
- Pâleur liée à une anémie par carence en fer ou en vitamine B12.
- Cassure de la courbe de poids et de taille chez l'enfant et l'adolescent.

Symptômes non digestifs de la rectocolite inflammatoire

Certains symptômes associés à la RCH peuvent être présents :

- Douleurs articulaires d'évolution chronique avec des poussées touchant les articulations des membres (chevilles, genoux, poignets…) ou le rachis (spondylarthrite) ;
- Ictère (jaunisse) en cas d'atteinte des voies biliaires ;
- Aphtes buccaux ;
- Psoriasis ;
- Erythème noueux (boursoufflures de la taille d'une noix, dures, rouges et douloureuses, sur les jambes et les avant-bras) ;
- Problèmes oculaires comme une uvéite (inflammation de certaines structures de l'œil : iris, choroïde).

Question 17 : Qu'est-ce qu'un antifongique ? (médicament) : définition et indications.

Définition : qu'est-ce qu'un antifongique ?

Un antifongique est un médicament indiqué dans le traitement des infections dues à une prolifération de champignons microscopiques aussi appelés mycoses.

Les champignons, aussi connus sous le nom de fungi, sont des micro-organismes eucaryotes d'origine végétale.

La plupart du temps, ces agents vivent en ubiquité dans l'environnement et se propagent par diffusion de spores dans l'air.

Certains peuvent néanmoins appartenir à la flore commensale de l'homme au niveau de notre peau et à l'intérieur de notre corps. Il suffit que l'équilibre soit rompu par une blessure ou une infection, un germe ou un champignon prend alors le pouvoir et provoque une infection qu'il faut traiter avec un antifongique, illustre FaïzaBossy, médecin généraliste.

Quelles sont les indications ?

Lorsque l'un de ces micro-champignons prolifère et provoque une infection, un antifongique est alors indiqué.

Les mycoses apparaissent sur la peau, les ongles, dans le vagin mais aussi à l'intérieur du corps.

"On appelle mycose profonde les mycoses situées dans la bouche (la candidose buccale), dans les poumons (l'aspergillose) dans le tube digestif (la candidose intestinale) notamment", détaille FaïzaBossy.

Question 18 : Calculer la surface totale, exprimée en décamètres carrés des surfaces suivantes additionnées : 5 m² ; 75 cm² ; 10 dm².

5 m^2 soit 0,05 dam^2 ; 75 cm^2 soit 0,000075 dam^2 ; 10 dm^2 soit 0,001 dam^2

0,05 +0,000075 + 0,001 = 0,051075 dam^2

Question 19 : Présenter l'hémoglobine glyquée - sa définition - ses normes et objectifs - sa correspondance avec la glycémie.

Définition de l'hémoglobine glyquée

L'hémoglobine est une protéine contenue dans les globules rouges. Elle assure, dans un sens, le transport de l'oxygène des poumons vers l'ensemble des cellules de l'organisme, et, dans l'autre sens, le transport du dioxyde de carbone (CO_2) des cellules de l'organisme vers les poumons.

L'hémoglobine glyquée correspond à une hémoglobine sur laquelle s'est fixée une molécule de glucose (selon un processus de glycation). Cette molécule de glucose reste liée à l'hémoglobine pendant toute la durée de vie du globule rouge, soit environ trois mois en temps normal.

Le taux de glycation de l'hémoglobine dépend directement de la glycémie. Plus elle est élevée, plus il y a d'hémoglobine glyquée.

Le terme « hémoglobine glyquée » est communément abrégé sous l'appellation HbA1c.

Normes et objectifs de l'hémoglobine glyquée

Le taux d'hémoglobine glyquée chez une personne non-diabétique est compris entre 4 et 6%. Pour une personne diabétique donnée, les objectifs glycémiques (glycémie à jeun, glycémie post-prandiale et hémoglobine glyquée) sont individualisés, fixés avec le médecin et réévalués avec le temps en fonction des traitements et de l'évolution du diabète.

Cependant, en France, la HAS (Haute Autorité de Santé) a donné quelques recommandations générales pour les personnes diabétiques.

- Pour un diabète de type 2 nouvellement diagnostiqué : l'hémoglobine glyquée doit être inférieure à 6,5%.
- Pour un diabète de type 2 traité par des médicaments antidiabétiques oraux : elle doit être inférieure à 6,5%, ou à 7% selon le traitement.
- Pour un diabète de type 2 traité par insuline : elle doit être inférieure à 7%.
- Pour un diabète de type 2 d'un sujet très âgé : elle doit être inférieure à 8%, pour minimiser les risques d'hypoglycémie et donc de chutes.
- Pour un diabète de type 2 d'un sujet âgé atteint d'autres pathologies que le diabète : elle doit être inférieure à 9%.
- Pour un diabète de type 2 avec des antécédents cardio-vasculaires : elle doit être inférieure à 8%.
- Pour un diabète de type 1 : l'hémoglobine glyquée doit être comprise entre 7 et 7,5%.

Ces chiffres, qui ne sont que des indications, varient en fonction de l'âge, du type de diabète, du traitement et des complications et pathologies éventuelles. On considère qu'un diabète est :

- bien équilibré sur les trois derniers mois quand l'HbA1c est inférieure à 6,5% ;
- le diabète est moyennement équilibré si l'HbA1c est compris entre 6,5% et 7,5% ;
- il est mal équilibré si l'HbA1c est au-delà de 8%.

Correspondance avec la glycémie

La HAS a également établi une correspondance entre la glycémie et l'hémoglobine glyquée (HbA1c).

HbA1c	Glycémie moyenne sur les 3 derniers mois
6%	1,2 g/L
7%	1,5 g/L
8%	1,8 g/L
9%	2,10 g/L
10%	2,40 g/L

Question 20 : Calculer en longueur totale exprimée en mètres, les longueurs suivantes : 15 dam ; 3 cm ; 4,5 m ; 10 mm.

15 dam = 150 m
3 cm = 0,03 m
4,5 m = 4,5 m
10 mm = 0,01 m

Longueur totale : 150 + 0,03 + 4,5 + 0,01 = 154,54 m.

SÉRIE N°7 DE 20 QROC

Question 1 : Que regroupe le CCLIN ?

Question 2 : Citer les causes les plus courantes d'infections nosocomiales.

Question 3 : Qu'est-ce que l'effet Bohr ?

Question 4 : Dans quels cas les bêtabloquants sont-ils déconseillés ?

Question 5 : À quoi correspond la biopsie de l'intestin grêle ?

Question 6 : Décrire la moelle épinière.

Question 7 : Décrire les suites post opératoires d'une amygdalectomie ?

Question 8 : Présenter la mandibule, dont sa fonction.

Question 9 : Qu'est-ce que le crush syndrome (aussi appelé rhabdomyolyse traumatique ou syndrome de Bywaters ou encore syndrome de compression) ?

Question 10 : Qu'est-ce que l'andropause ?

Question 11 : Quels sont les signes qui annoncent une rupture d'anévrisme intracrânien ?

Question 12 : Qu'est-ce qu'un épistaxis ?

Question 13 : Qu'est-ce que le saturnisme ?

Question 14 : Compléter les ... 1 point correspond à 1 lettre.

Le curare (utilisé dans les myorelaxants) se fixe à la place de l'.......... et bloque les synapses musculaire en prenant la place de l'............qui ne peut plus agir.

Il provoque un relâchement durable des muscles qui est .....par paralysie des muscles respiratoires.

Question 15 : Quels sont les symptômes d'un kyste ovarien ?

Question 16 : Pourquoi prendre de la Trinitrine ?

Question 17 : Présenter la surveillance des anticoagulants.

Question 18 : Quelles sont les manifestations cliniques et la démarche diagnostique du burn-out ?

Question 19 : Écrire en chiffre romain 46.

Question 20 : Quels résultats peut-on attendre d'un dosage de l'urée ?

Vos réponses

CORRIGÉS DE LA SÉRIE N°7

Question 1 : Que regroupe le CCLIN ?

Le CCLIN regroupe en inter régions les CLIN des hôpitaux publics.
Il existe cinq CCLIN, ceux des inter régions Est, Ouest, Paris-Nord, Sud-Est et Sud-Ouest, regroupés en un Centre technique national des infections nosocomiales (CTIN).
Ne pas confondre CLIN et CCLIN.

Question 2 : Citer les causes les plus courantes d'infections nosocomiales.

Elles sont éclectiques. Voici les plus courantes :

- la prescription de trop d'antibiotiques -encore- est une des raisons ;
- une hygiène pas irréprochable, de la part du personnel comme des patients eux-mêmes, en est une autre ;
- l'âge est un facteur de risque. « Les patients âgés de 65 à 84 ans ont 2,5 fois plus de risque d'être infectés que les autres », indique Santé publique France ;
- autres populations à risque : les personnes immunodéprimées, les nouveaux-nés, en particulier les prématurés, et les grands brûlés ;
- certains services sont aussi plus à risque. Notamment les services de réanimation, où près d'un patient sur 4 est porteur d'une infection nosocomiale. « Les patients avec un dispositif invasif (cathéter, sonde urinaire, assistance respiratoire) ont un risque d'être infectés 4,6 fois supérieur à celui des patients sans dispositif invasif », rappelle Santé publique France ;
- enfin, sur le podium des bactéries les plus fréquemment responsables d'une infection nosocomiale, on trouve Escherichia coli (coupable dans près d'un quart des cas), qui vit naturellement dans les intestins de chacun, staphylocoque doré (13%), Enterococcusfaecalis (6,5%)

Question 3 : Qu'est-ce que l'effet Bohr ?

L'effet Bohr est la diminution de l'affinité de l'hémoglobine pour l'oxygène (O_2) lors d'une augmentation de la pression partielle en dioxyde de carbone (CO_2) ou d'une diminution de pH.

Question 4 : Dans quels cas les bêtabloquants sont-ils déconseillés ?

Les bêtabloquants sont contre-indiqués pour les personnes souffrant d'asthme.

La bradycardie, le spasme coronarien, le syndrome de Raynaud, la bronchopneumopathie chronique obstructive constituent également des contre-indications à l'usage des bêtabloquants.

Les médicaments bêtabloquants peuvent provoquer des hypoglycémies et sont parfois contre-indiqués en cas de diabète.

Il peuvent être utilisés chez la femme enceinte mais avec une surveillance renforcé

Question 5 : À quoi correspond la biopsie de l'intestin grêle ?

La biopsie de l'intestin grêle correspond au prélèvement de couche cellulaire tapissant la partie proximale de l'intestin grêle.

Cette opération est effectuée sous contrôle radio ou par voie endoscopique (lors d'une gastroscopie ou d'une duodénoscopie).

Question 6 : Décrire la moelle épinière.

La moelle épinière est située dans le canal vertébral, protégée par les vertèbres et des membranes, les méninges. Elle est constituée :

- de la substance grise au centre, qui présente 2 cornes postérieures (= dorsales) et 2 cornes antérieures (= ventrales),
- elle contient les corps cellulaires de neurones multipolaires : les motoneurones, ainsi que des cellules gliales,
- de la substance blanche à l'extérieur, ensemble de fibres nerveuses myélinisées (axone + gaine de myéline autour),
- 31 paires de nerfs rachidiens viennent s'attacher à la moelle épinière par leur racine dorsale et ventrale.

Question 7 : Décrire les suites post opératoires d'une amygdalectomie ?

Les suites post-opératoires immédiates sont essentiellement marquées par des douleurs, dont l'intensité et la durée (en moyenne 10-15 jours, correspondant à la période de cicatrisation) sont variables d'un patient à l'autre.

Les douleurs sont localisées à la bouche, à la gorge et aux oreilles. Elles peuvent survenir spontanément ou être déclenchées ou augmentées par l'alimentation.

Le traitement de sortie prescrit par le chirurgien vise, en particulier, à atténuer ces douleurs : il doit être correctement suivi pour en obtenir l'effet optimal.

En complément du traitement médicamenteux, l'alimentation glacée (glaces non acides, glaçons à sucer pour les plus grands) permet également de calmer les douleurs.

Il est très important de rappeler que tout médicament contenant de l'acide acétyl salicylique (Aspirine, Catalgine, Aspégic, Juvépirine...) doit être formellement proscrit pendant la période post-opératoire, en raison du risque de déclencher ou de favoriser la survenue d'une hémorragie.

L'alimentation est difficile pendant la période post-opératoire, en raison des douleurs occasionnées par l'intervention.

Les principes du « régime amygdale » pendant les jours suivants l'acte chirurgical sont :

  - alimentation tiède ou froide ; repas pâteux, mixés ou moulinés. L'alimentation solide sera essentiellement composée au début de purées, soupes tièdes, viande hachée, pâtes vermicelles, yaourts, glaces... ;
  - il est conseillé de boire beaucoup : eau fraîche, laitages, éviter les jus de fruit acides ;
  - une alimentation normale sera reprise progressivement à la demande du patient, en se guidant sur l'évolution des douleurs (pour le pain, les biscottes, les gâteaux secs : attendre 7 à 10 jours).

- Un risque d'hémorragie de la zone opératoire existe pendant la période post-opératoire, c'est-à-dire pendant 10 à 15 jours.
- Certaines situations peuvent favoriser le saignement et doivent donc être évitées : prise d'aspirine, alimentation irritante (croûtes de pain, biscottes, chips, frites...), exposition à la chaleur ou au soleil, poussée d'hypertension artérielle, efforts violents ou prolongés.
- Toute hémorragie de sang rouge par le nez ou par la bouche doit être immédiatement signalée au chirurgien.

Question 8 : Présenter la mandibule, dont sa fonction.

La mandibule est un des deux os de la mâchoire.

- C'est un os impair formant la mâchoire inférieure.
- La mandibule est étroitement associée au crâne, avec lequel elle s'articule.

Fonction de la mandibule

- La mandibule forme, avec le maxillaire, les deux os de la mâchoire.
- Son mouvement permet la mastication, première étape dans le processus de digestion des aliments.

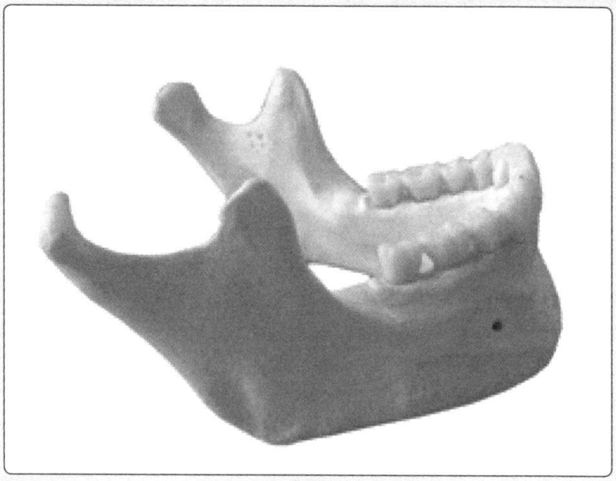

Question 9 : Qu'est-ce que le crush syndrome (aussi appelé rhabdomyolyse traumatique ou syndrome de Bywaters ou encore syndrome de compression) ?

La compression prolongée durant plusieurs heures des tissus musculaires et cutanés (ex. écrasement par un train, attentats...) peut être à l'origine de nécrose musculaire ou cutanée étendue qui par accumulation de métabolites toxiques dans le sang peuvent se compliquer d'une insuffisance rénale aiguë par tubulonéphritemyoglobinurique.

Question 10 : Qu'est-ce que l'andropause ?

L'andropause est un ensemble de symptômes physiologiques liés à la baisse de sécrétion de testostérone ainsi que d'autres hormones sexuelles chez l'homme, à partir de 45 ans. Cet état physiologique ressemble en termes de symptômes à la ménopause chez la femme mais à la différence que la reproduction reste possible.

L'andropause se définit par un déficit en hormones sexuelles qui stimulent et contrôlent les caractères sexuels chez l'homme.

L'andropause correspond à l'ensemble des symptômes physiologiques liés à la baisse de sécrétion de testostérone ainsi que d'autres hormones sexuelles chez l'homme, à partir de 45 ans.

Ce déficit est lié à l'âge. L'andropause se définit en dehors de toutes autres maladies. Cet état physiologique ressemble en termes de symptômes à la ménopause chez la femme mais à la différence que la reproduction reste possible.

Au niveau physiologique, on retrouve une diminution de la sécrétion de testostérone n'impliquant pas un arrêt de la fonction reproductrice. La production des spermatozoïdes n'est pas stoppée.

On retrouve plusieurs mécanismes à l'andropause, diminution de la sécrétion de testostérone :

- par une diminution des cellules de Leydig. Les cellules de Leydig sont des cellules situées dans les testicules et qui sécrètent 95% de la testostérone chez l'homme,
- par diminution de la sécrétion d'une hormone produite par l'hypophyse dans le cerveau, la LH. L'hormone lutéinisante (LH) est une hormone qui stimule les cellules de Leydig permettant de produire la testostérone,

- diminution du nombre et de l'affinité des récepteurs à la testostérone présents sur les cellules.

Question 11 : Quels sont les signes qui annoncent une rupture d'anévrisme intracrânien ?

Les signes qui annoncent une rupture d'anévrisme intracrânien sont :

- Maux de tête soudains et extrêmement sévère,
- Nausée et vomissements,
- Vision floue ou double,
- Sensibilité à la lumière,
- Paupière tombante,
- Perte de conscience,
- Confusion.

Question 12 : Qu'est-ce qu'un épistaxis ?

Un épistaxis ou saignement de nez est une hémorragie survenant au niveau des muqueuses qui tapissent les cavités nasales.

L'écoulement du sang est :

- soit antérieur et il se fait par l'une des narines ou les deux,
- soit postérieur (vers la gorge),
- soit encore les 2 à la fois.

L'épistaxis est, sauf exception, une affection bénigne.

60% de la population générale présente au moins 1 fois dans sa vie un saignement de nez. La fréquence est comparable chez l'enfant et chez l'adulte.

Question 13 : Qu'est-ce que le saturnisme ?

Le saturnisme est une intoxication par le plomb dangereuse pour la santé car le plomb a toujours des effets toxiques sur l'organisme, même à faible dose, surtout au niveau du système nerveux, de la moelle osseuse et des reins.

Le saturnisme est mesuré par une plombémie (ou taux de plomb dans le sang). Chez un enfant ou adolescent de moins de 18 ans, on parle de saturnisme lorsque la plombémie est égale ou supérieure à 50 microgrammes par litre de sang.

Le plomb pénètre dans l'organisme par voie digestive (après ingestion par la bouche), par voie respiratoire, par la peau, par les muqueuses et par voie transplacentaire chez la femme enceinte.

Le plomb absorbé est stocké dans l'organisme (90% du plomb absorbé est stocké au niveau des os) et peut être relargué dans le sang longtemps après l'exposition au plomb.

Les effets de l'intoxication au plomb sont donc souvent tardifs.

Question 14 : Compléter les ... 1 point correspond à 1 lettre

Le curare (utilisé dans les myorelaxants) se fixe à la place de **l'acétylcholine** et bloque les synapses musculaires en prenant la place de **l'acétylcholine** qui ne peut plus agir.

Il provoque un relâchement durable des muscles qui est **mortel** par paralysie des muscles respiratoires.

Question 15 : Quels sont les symptômes d'un kyste ovarien ?

Un kyste de l'ovaire peut rester asymptomatique ou provoquer douleurs du bas du ventre, anomalies des règles, troubles intestinaux ou urinaires.

Parfois, il donne lieu à des complications nécessitant une opération chirurgicale urgente (torsion de l'ovaire, hémorragie dans le kyste, rupture du kyste, compression des organes du petit bassin).

La présence d'un kyste de l'ovaire peut se traduire par divers symptômes :

- des douleurs pelviennes (dans la partie inférieure du bassin) modérées, d'un seul côté du corps, donnant l'impression d'une pesanteur ;
- des anomalies des règles et en particulier des métrorragies (saignement génital survenant en dehors des règles) ;
- une pollakiurie (envies fréquentes d'uriner avec émission de petites quantités d'urine) ou des troubles intestinaux (ex. : constipation) en cas de compression des organes de la région pelvienne par le kyste.

Souvent, le kyste de l'ovaire reste asymptomatique. On découvre sa présence lors d'un examen clinique ou d'une échographie abdomino-pelvienne pour un autre motif.

Parfois, le diagnostic est posé lors de la survenue d'une douleur aiguë et intense de la région pelvienne, signe d'une complication aiguë : torsion d'ovaire, hémorragie ou rupture du kyste...

Question 16 : Pourquoi prendre de la Trinitrine ?

Il s'agit d'un médicament à action rapide, qui dilate les vaisseaux coronaires (les artères du coeur), diminue le travail cardiaque et s'oppose ainsi directement au mécanisme à l'origine de l'infarctus et de l'angine de poitrine, à savoir la vasoconstriction (resserrement) des artères coronaires.

Question 17 : Présenter la surveillance des anticoagulants.

Parce que les traitements anticoagulants mal dosés peuvent provoquer des hémorragies, il est indispensable que les personnes qui les prennent soient soigneusement suivies pour dépister tout traitement inadapté (sous-dosage ou surdosage).

LA SURVEILLANCE DES ANTICOAGULANTS PAR VOIE INJECTABLE

Les injections de certaines formes d'héparine peuvent parfois provoquer une diminution importante du nombre de plaquettes dans le sang (les cellules sanguines qui contribuent à la coagulation), susceptible d'entraîner des complications parfois graves. Une prise de sang hebdomadaire est nécessaire pour surveiller le taux de plaquettes. Cette surveillance n'est nécessaire que pour certains traitements anticoagulants injectables.

LA SURVEILLANCE DU TRAITEMENT PAR LES ANTIVITAMINES K (AVK)

Lorsqu'une personne prend des médicaments anticoagulants par voie orale de la famille des antivitamines K (AVK), il est indispensable de surveiller régulièrement la capacité de son sang à coaguler. En effet, un médicament trop dosé fait courir le risque d'une hémorragie potentiellement mortelle et un traitement sous-dosé expose à la formation de caillots sanguins et à l'apparition des complications qu'ils peuvent provoquer.

L'efficacité d'un traitement par AVK varie selon les patients et, chez un patient, selon certains facteurs (prise d'autres médicaments, autres maladies présentes, alimentation, etc.). Il est donc est nécessaire de trouver, pour chaque patient, la dose efficace et sûre en mesurant, sur une prise de sang, la capacité du sang à coaguler.

L'efficacité des AVK est contrôlée en mesurant l'INR (International Normalized Ratio), un paramètre qui reflète précisément la fluidité du sang. Chez une personne sans traitement, l'INR est de 1. Chez les personnes qui prennent un traitement anticoagulant par AVK, l'INR est augmenté : plus il est élevé, plus le sang met du temps à coaguler. Lorsque l'INR est supérieur à 5, le risque d'hémorragie est réel.

Pour chaque patient, en fonction de sa maladie, une fourchette de valeurs cibles pour l'INR est fixée. Par exemple, un patient qui reçoit des AVK parce qu'il porte une valve cardiaque artificielle doit avoir un INR situé entre 3 et 4,5, l'idéal étant la valeur médiane (3,7). Pour un patient qui a eu un infarctus du myocarde, l'INR doit se situer entre 2 et 3, idéalement 2,5.

En début de traitement, des contrôles fréquents sont effectués jusqu'à ce que l'INR atteigne la valeur souhaitée et qu'il reste stable. Ensuite, la mesure de l'INR sera faite régulièrement, en général une fois par mois.

Il est indispensable de faire ces examens avec discipline : en France, chaque année, les surdosages d'AVK sont responsables de 17.000 hospitalisations par an (la cause la plus fréquente d'hospitalisation à la suite d'effets indésirables d'un médicament). Malheureusement, 40% des patients traités par des AVK ignorent leur fourchette acceptable d'INR et 25% ne font pas leur prise de sang de contrôle aux dates prescrites par le médecin. Ce faisant, ils s'exposent à l'apparition de caillots ou d'hémorragies.

Pour aider les patients sous AVK, un carnet de suivi leur est systématiquement donné : outre des conseils, il contient les valeurs acceptables de l'INR (indiquées par le médecin) et il sert à noter les résultats des prises de sang successives pour que le médecin puisse juger de l'efficacité du traitement par AVK. Si le rythme du contrôle est généralement mensuel, il arrive que des examens plus fréquents soient indispensables, en particulier lorsque un médicament supplémentaire vient d'être prescrit par le médecin (ce qui peut modifier l'INR).

Le plus souvent, les patients prennent leur AVK le soir (les AVK doivent pris chaque jour à la même heure). Dans ce cas, la prise de sang pour mesurer l'INR doit être faite le matin (il n'est pas nécessaire d'être à jeun). Le résultat est communiqué dans la journée. Attention, même si l'INR n'est pas dans les valeurs acceptables, il ne faut jamais modifier la posologie d'un traitement anticoagulant sans l'avis du médecin !

LA SURVEILLANCE DU TRAITEMENT PAR LES NOUVEAUX ANTICOAGULANTS ORAUX

Les nouveaux anticoagulants oraux (PRADAXA, ELIQUIS, XARELTO) ne requièrent pas de surveillance biologique et les tests classiques tels que le taux de prothrombine (TP) ou le temps de céphaline activée (TCA) habituellement utilisés pour évaluer la coagulation du sang ne sont pas adaptés à ces nouveaux anticoagulants oraux. Néanmoins, l'utilisation des nouveaux anticoagulants oraux peut être associée, comme pour tout anticoagulant, à la survenue d'hémorragies, parfois graves. Un suivi renforcé de pharmacovigilance a été mis en place pour évaluer les risques, notamment hémorragiques, liés à l'utilisation de ces médicaments. Certains signes faisant suspecter un risque hémorragique doivent être rapidement signalés au médecin : présence de sang dans les selles ou les urines, saignements des gencives, bleus survenant spontanément, fatigue inhabituelle, pâleur importante.

Dans le cadre du plan de minimisation des risques, une carte de surveillance doit être remise aux patients à qui un NACO est prescrit. Jusqu'à présent, ce document était généralement fourni aux patients par le médecin. Il va désormais être inséré dans les boîtes des médicaments concernés. Cette carte détaille les signes qui doivent vous amener à consulter votre médecin. Elle doit être présentée aux médecins avant toute intervention chirurgicale.

Question 18 : Quelles sont les manifestations cliniques et la démarche diagnostique du burn-out ?

Le burn-out est un ensemble syndromique qui nécessite une démarche diagnostique. Celle-ci vise à caractériser la sévérité du trouble, son type diagnostique et ses liens avec les conditions de travail. Le syndrome d'épuisement professionnel n'est pas une maladie caractérisée.

Ce syndrome peut se traduire par des manifestations plus ou moins importantes, d'installation progressive et souvent insidieuse, en rupture avec l'état antérieur, notamment (liste non exhaustive) :

- émotionnelles : anxiété, tensions musculaires diffuses, tristesse de l'humeur ou manque d'entrain, irritabilité, hypersensibilité, absence d'émotion ; cognitives : troubles de la mémoire, de l'attention, de la concentration, des fonctions exécutives ;
- comportementales ou interpersonnelles : repli sur soi, isolement social, comportement agressif, parfois violent, diminution de l'empathie, ressentiment et hostilité à l'égard des collaborateurs ; comportements addictifs ;
- motivationnelles ou liées à l'attitude : désengagement progressif, baisse de motivation et du moral, effritement des valeurs associées au travail ; doutes sur ses propres compétences (remise en cause professionnelle, dévalorisation) ;
- physiques non spécifiques : asthénie, troubles du sommeil, troubles musculo-squelettiques (type lombalgies, cervicalgies...), crampes, céphalées, vertiges, anorexie, troubles gastro-intestinaux.

La démarche diagnostique permet de caractériser le syndrome en repérant des pathologies sous-jacentes éventuelles telles que, notamment, un trouble de l'adaptation, un trouble anxieux, un trouble dépressif ou un état de stress post-traumatique. Le risque suicidaire doit être particulièrement évalué. Cette démarche implique une recherche des facteurs de risque.

Un bilan somatique doit rechercher une pathologie organique associée qui aurait pu se manifester par certains des symptômes cités précédemment.

L'analyse des conditions de travail est faite prioritairement avec le médecin du travail, ou le centre de consultation de pathologie professionnelle.

Question 19 : Écrire en chiffre romain 46.

XLVI

Question 20 : Quels résultats peut-on attendre d'un dosage de l'urée ?

Les valeurs normales de l'urée dans le sang sont comprises entre 2,5 et 7,6 mmol/L (ou 0,10 à 0,55 g/L).

- Chez les enfants et les femmes enceintes, ces valeurs sont plus basses.
- Dans les urines, l'urée se retrouve à hauteur de 300 à 500 mmol/24 heures.

La concentration en urée augmente de façon anormale dans diverses situations, notamment :

- en cas d'insuffisance rénale ou de lésions rénales,
- en cas d'infections, d'accident cardio-vasculaire, de choc, de stress...,
- lors de la prise de certains médicaments,
- en cas d'alimentation très riche en protéines.

La diminution du taux d'urée peut être le signe d'une carence en protéines alimentaires, en cas par exemple, de malabsorption digestive, ou à une maladie hépatique grave.

SÉRIE N°8 DE 20 QROC

Question 1 : Qu'utilisent les cellules immunitaires pour communiquer ?

Question 2 : Citer des symptômes de maladies provoquées par les staphylocoques.

Question 3 : Qu'est-ce qu'un bloc auriculo-ventriculaire ?

Question 4 : Comment agit l''acétylcholine ?

Question 5 : Compléter les légendes.

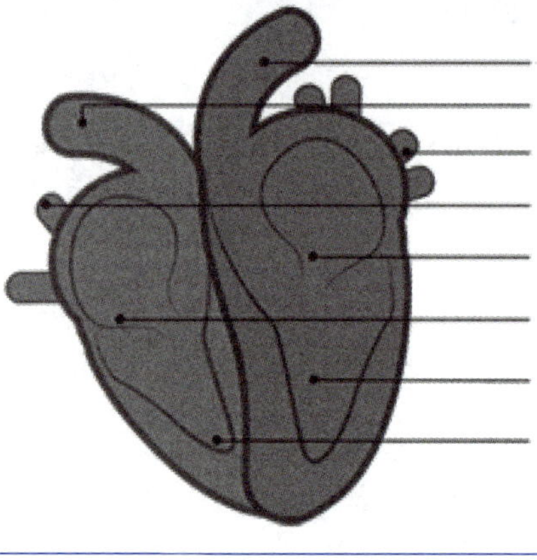

Question 6 : Pour quelle technique cette installation est-elle pratiquée ?

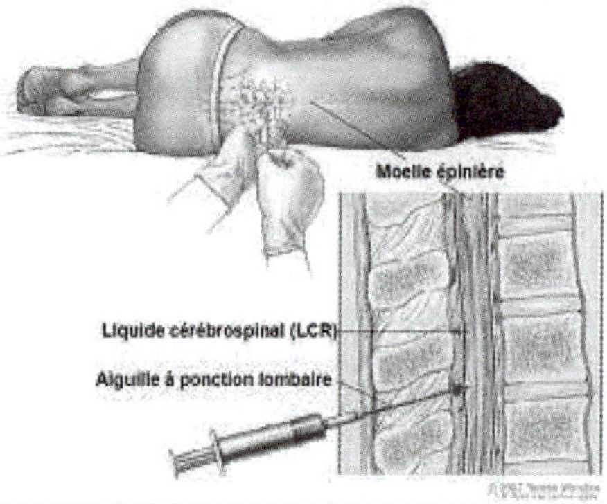

Question 7 : Qu'est-ce qu'un accident d'exposition au sang ?

Question 8 : Citer les glandes salivaires ?

Question 9 : Depuis quand sont instaurées les ARS ?

Question 10 : Quel est le statut des ARS ?

Question 11 : Définir et expliquer le mécanisme du glaucome aigu à angle fermé.

Question 12 : Qu'est-ce que le syndrome de Mendelson ?

Question 13 : Qu'est-ce qu'une dyshidrose ?

Question 14 : Quel est le traitement d'une sténose du pylore chez le nourrisson ?

Question 15 : Qu'est-ce que le syndrome de Turner ? Tracer le cariotype.

Question 16 : Présenter l'appendicite aiguë.

Question 17 : Quel est le nouveau prix d'un objet de 50 euros après réduction de 25% ?

Question 18 : Présenter la créatinine.

Question 19 : Résumer la physiopathologie de la sclérose en plaques.

Question 20 : Qu'est-ce que la myéline ?

Vos réponses

CORRIGÉS DE LA SÉRIE N°8

Question 1 : Qu'utilisent les cellules immunitaires pour communiquer ?

Pour communiquer, les cellules immunitaires utilisent des cytokines, qui sont des groupes de protéines sécrétées par les cellules du système immunitaire agissant comme des messagers chimiques.

Il existe différents types de cytokines, notamment :

- Les chimiokines ;
- Les interférons ;
- Les interleukines ;
- Les lymphokines ;
- Le facteur de nécrose tumorale (TNF).

Question 2 : Citer des symptômes de maladies provoquées par les staphylocoques.

Des lésions cutanées

Les symptômes d'une infection à staphylocoque sont très nombreux et variables d'une personne à une autre. Bien souvent, ce sont des affections cutanées. Des furoncles apparaissent : appelées également folliculites aiguës, ces inflammations prennent naissance à la racine du poil (follicule pilo-sébacé), conduisant à la formation de boutons. Les signes caractéristiques d'une infection surviennent au niveau du furoncle, qui est :

- rouge (érythème) ;
- purulent (contient du pus de couleur jaunâtre, visible au centre du bouton) ;
- chaud (afflux sanguin pour lutter contre l'infection) ;
- très douloureux (lié à l'œdème et à la compression des fibres nerveuses).

Les furoncles associés au staphylocoque se situent le plus souvent au niveau des bras, de l'aine ou des fesses.

Il peut s'agir également d'impétigo, qui est une manifestation plus fréquente d'une infection à staphylocoque doré chez les enfants âgés de 2 à 5 ans. Les lésions d'impétigo peuvent prendre deux formes différentes : une forme dite croûteuse et une forme bulleuse. L'impétigo croûteux se caractérise par la présence de croûtes, formées à cause d'une infection par grattage. Il prend généralement naissance près des orifices, comme la bouche, l'anus ou les narines. Des vésicules commencent à apparaître et finissent par se gorger de pus, conduisant à la formation d'une pustule. Lors du grattage, les vésicules se rompent, sèchent et prennent un aspect croûteux. Quant à l'impétigo bulleux, il apparaît généralement chez le jeune enfant de moins de deux ans et le nourrisson, au niveau du tronc, de la région pelvienne ou des membres. Il ressemble à des bulles transparentes entourées d'une auréole rouge. Il peut s'accompagner d'autres symptômes, tels que de la fièvre ou de la diarrhée.
L'infection à staphylocoque doré peut aussi se manifester par la survenue d'un panaris, qui se caractérise par des lésions autour de l'ongle du pied. Il peut aussi arriver que le doigt soit concerné par le panaris. C'est un symptôme fréquent, car 60 % des panaris sont causés par le Staphylococcus aureus.

L'intoxication alimentaire

Si une personne ingère des aliments qui ont été en contact avec des staphylocoques toxiques, cela peut conduire à l'apparition de symptômes évoquant l'intoxication alimentaire. Il peut s'agir d'aliments crus ou cuits, car ces bactéries résistent à la chaleur. Cela provoque chez la personne atteinte, des crampes abdominales, des diarrhées et des vomissements. Généralement, ces signes disparaissent en l'espace de 24 à 48 heures.

La cystite aiguë

Le Staphylococcus saprophyticus est, quant à lui, le deuxième germe responsable dans la survenue de cystites aiguës, essentiellement chez les jeunes femmes. C'est une inflammation de la vessie, dont les symptômes les plus fréquents sont la douleur à la miction et l'envie fréquente d'uriner.

Le choc toxique

Le syndrome du choc toxique est grave, voire mortel. Il se produit lorsque le staphylocoque doré parvient à entrer dans le sang en quantité suffisante pour l'infecter. Les bactéries atteignent le sang à la suite d'une multiplication de germes dans le vagin ou d'un mésusage de certains dispositifs vaginaux lors des règles, comme les tampons ou les coupes menstruelles. Bien que rare, cette affection a néanmoins tendance à augmenter. Le choc toxique se caractérise par une fièvre très élevée, des maux de tête, des vomissements et des diarrhées, une sensation de malaise et de confusion, ainsi qu'une éruption cutanée semblable à un coup de soleil.

Question 3 : Qu'est-ce qu'un bloc auriculo-ventriculaire ?

Les BAV désignent l'ensemble des troubles de conduction affectant l'influx électrique du cœur entre les oreillettes et les ventricules.

Question 4 : Comment agit l''acétylcholine ?

L'acétylcholine agit en activant les récepteurs M_2 couplés à une protéine Gi.

- On observe une diminution de la force des contractions cardiaques, un ralentissement cardiaque, une vasodilatation périphérique et de l'hypotension.
- Sur le cœur les effets sont dits inotrope et chronotrope négatifs.

Question 5 : Compléter les légendes.

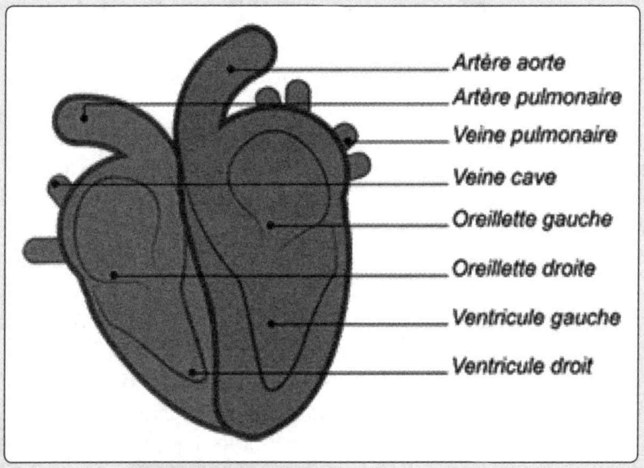

Question 6 : Pour quelle technique cette installation est-elle pratiquée ?

Pour une ponction lombaire.

Question 7 : Qu'est-ce qu'un accident d'exposition au sang ?

Un accident d'exposition au sang (AES) est défini par un contact avec du sang ou un liquide biologique contaminé.

Lors d'une piqûre avec une aiguille, une coupure avec un objet tranchant.

Ou par contact avec du sang ou du liquide contaminé sur une plaie, une peau non intacte ou une muqueuse.

Il expose en particulier au risque de transmission des virus VIH, VHB et VHC.

Ainsi ses accidents concernent essentiellement les soignants et tout particulièrement les infirmier(e)s, mais d'autres personnes peuvent en être victime comme par exemple les personnes amenées à manipuler des déchets de soins.

Question 8 : Citer les glandes salivaires ?

Les glandes salivaires sont bilatérales. Ce sont :

- les glandes parotides,
- les glandes sous maxillaires,
- la glande sublinguale.

Question 9 : Depuis quand sont instaurées les ARS ?

Les agences régionales de santé (ARS) sont instaurées par la loi Hôpital, patients, santé et territoires du 21 juillet 2009 (Loi HPST). Les 26 agences sont installées en avril 2010 (elles ne sont plus que 17 après la création des grandes régions).

Question 10 : Quel est le statut des ARS ?

Les agences régionales de santé sont des établissements publics de l'État à caractère administratif.

Elles sont placées sous la tutelle des ministres chargés de la santé, de l'assurance maladie, des personnes âgées et des personnes handicapées.

Question 11 : Définir et expliquer le mécanisme du glaucome aigu à angle fermé.

Le glaucome aigu à angle fermé est une urgence.

Il se caractérise par de brutales et fortes douleurs aux yeux, un œil dur et une baisse de la vue.

Il est dû à l'élévation très importante et brutale de la tension oculaire.

L'élévation de la pression intra-oculaire, est provoquée par une diminution de l'évacuation de l'humeur aqueuse en dehors de l'œil.

L'angle est situé à l'intérieur et à l'avant de l'œil. C'est la zone dans laquelle la tension oculaire est régulée.

Le blocage de l'évacuation de l'humeur aqueuse est dû à l'accolement momentané de l'iris sur le filtre d'évacuation, le trabéculum.

Il touche le plus souvent les hypermétropes.

Les facteurs déclenchants

La crise peut être déclenchée par tout ce qui est capable de dilater les pupilles, c'est à dire d'augmenter leur diamètre :

- de nombreuses familles de médicaments ;
- les collyres utilisés avant d'examiner le fond d'œil ;
- l'obscurité ;
- l'émotion ou la colère.

Question 12 : Qu'est-ce que le syndrome de Mendelson ?

Le syndrome de Mendelson (parfois appelé syndrome d'inhalation bronchique) désigne une pathologie pulmonaire qui résulte du passage de liquide gastrique dans les bronches et dans les poumons.

Ce phénomène se produit surtout chez les patients en état de coma ou au cours d'une anesthésie générale.

L'inhalation de liquide acide peut provoquer de graves complications (œdème aigu du poumon ou surinfection pulmonaire).

L'oxygénothérapie constitue le traitement de choix.

Des antibiotiques sont parfois prescrits en cas d'infection.

Question 13 : Qu'est-ce qu'une dyshidrose ?

La dyshidrose est une forme d'eczéma, aussi connue sous le nom d'eczéma bulleux.

Fréquente et bénigne, cette dermatose à la particularité de ne s'attaquer qu'aux mains et aux pieds.

Les causes exactes de la dysidrose sont très mal connues.

Toutefois, plusieurs facteurs de risque ont pu être identifiés.

Question 14 : Quel est le traitement d'une sténose du pylore chez le nourrisson ?

- Un bébé malade doit tout d'abord être pris en charge au niveau médical en raison de l'état de déshydratation et du déséquilibre métabolique dans lequel il se trouve.
- Un bilan sanguin est effectué et l'enfant est placé sous perfusion avant l'acte chirurgical.
- Il est aussi possible qu'il soit nécessaire de poser une petite sonde naso-gastrique pour le confort de l'enfant, « Cela permet d'éviter des désagréables remontées acides dues à la stagnation de sécrétions dans l'estomac ».
- En attendant l'acte chirurgical, l'enfant est maintenu à un jeûne strict.
- Une fois que l'enfant est rétabli, le chirurgien peut procéder à l'opération.
  - Cette procédure consiste à ouvrir la tunique musculeuse et permettre le relâchement de la valve pylorique en y faisant une incision longitudinale.
  - Depuis plusieurs dizaines d'années, les chirurgiens interviennent en passant par le nombril.
  - « Certains centres recourent à la laparoscopie (soit l'utilisation d'une caméra intra-abdominale, NDLR) mais ses avantages par rapport à la chirurgie traditionnelle n'ont pas été démontrés ».
- L'intervention dure une vingtaine de minutes lorsqu'il n'y a pas de complications, l'enfant peut alors être réalimenté entre 4 à 6 heures.

Question 15 : Qu'est-ce que le syndrome de Turner ? Tracer le cariotype.

Le syndrome de Turner est une maladie due à une anomalie génétique.

Le syndrome de Turner est provoqué par le manque d'un des deux chromosomes sexuels (monosomie du chromosome X).

Les personnes atteintes du syndrome de Turner sont toujours de sexe féminin. Elles possèdent des caractéristiques communes, notamment :

- une petite taille et une absence de caractères sexuels secondaires (seins, pilosité) ;
- une morphologie particulière (visage triangulaire, cou court, thorax large...) ;
- une stérilité (qui peut être prise en charge médicalement).

Traitement du syndrome de Turner

Les jeunes filles atteintes peuvent recevoir des traitements hormonaux leur permettant de continuer leur croissance et de développer des caractères sexuels secondaires normaux.

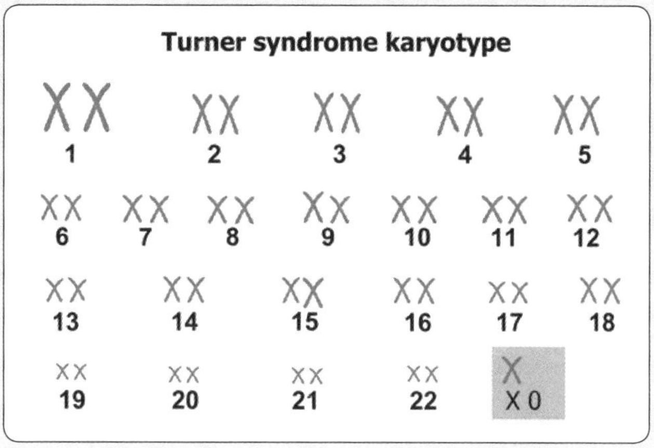

Question 16 : Présenter l'appendicite aiguë.

Une appendicite se manifeste par des symptômes tels que des douleurs abdominales, de la fièvre ou des troubles digestifs. Pour poser le diagnostic, le médecin complète son examen clinique par des examens : analyse de sang, échographie et parfois scanner.

LES SYMPTÔMES DE L'APPENDICITE AIGUË

Appendicite : une douleur abdominale pratiquement toujours présente

La douleur de l'appendicite débute d'emblée dans la fosse iliaque droite (en bas à droite du nombril) ou est d'abord ressentie autour de l'ombilic ou même dans la région épigastrique. Elle devient continue et se déplace de l'épigastre dans la fosse iliaque droite.

L'intensité de la douleur, qui s'apparente à une torsion ou à une crampe, augmente progressivement pendant les 24 premières heures. Cette douleur est souvent forte et continue, mais reste localisée dans le bas du ventre à droite. Elle oblige la personne à rester immobile les jambes pliées. La douleur est augmentée par la toux et les mouvements de la cuisse droite.

Si l'appendice n'est pas à sa position normale (appendice ectopique), les douleurs ne sont pas dans la fosse iliaque droite, mais, elles sont, selon l'emplacement de l'appendice, plus hautes, plus à gauche ou plus basses dans la région pelvienne.

Une fièvre peu élevée.

Une température comprise entre 37,5 °C et 38,5 °C est présente dans environ 60% des cas.

Des symptômes digestifs en cas d'appendicite, les signes digestifs les plus fréquents sont :

- une perte d'appétit,
- des nausées, présentes dans 50% des cas voire des vomissements,
- une constipation inhabituelle dans un tiers des cas ou plus rarement une diarrhée.
- La langue peut être recouverte d'un enduit blanc et l'haleine est parfois désagréable.

Les différentes régions de l'abdomen

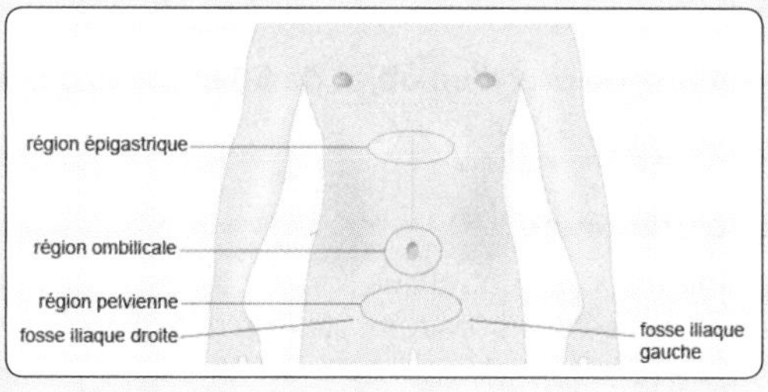

LE DIAGNOSTIC DE L'APPENDICITE AIGUË

- En présence de ces symptômes, une consultation médicale est nécessaire.
- L'examen médical.
- Le médecin traitant réalise un examen clinique : il palpe l'abdomen à la recherche d'une douleur provoquée dans le bas de l'abdomen à droite.
- Les examens en vue du diagnostic d'appendicite.
- La bandelette urinaire et l'analyse des urines.
- Lors de la consultation, le médecin traitant doit éliminer une cystite, qui pourrait être responsable de douleurs abdominales. Pour cela, il réalise le test de la bandelette urinaire qui recherche la présence de leucocytes (globules blancs) et de nitrites produits lors d'une infection urinaire. Lorsque la bandelette est positive (en faveur d'une infection), le médecin traitant prescrit un examen cytobactériologique des urines (ECBU).
- La prise de sang.
- Le médecin traitant prescrit des examens sanguins à la recherche de signes d'infection :
  - augmentation des globules blancs (plus de 10 000 globules blancs par mm 3), avec une augmentation important des globules blancs de type polynucléaires neutrophiles (ils représentent 75 % à 90 % des globules blancs);
  - une protéine C-réactive ou CRP anormalement élevée.
- Les examens radiologiques à la recherche d'une appendicite.
- Le médecin demande des examens complémentaires, comme une échographie de l'abdomen ou, dans un deuxième temps un scanner abdomino-pelvien si les examens précédents sont insuffisamment évocateurs ou en présence d'une appendicite compliquée.

Quelle décision après les examens ?

Si le diagnostic de l'appendicite est posé sur un ensemble d'éléments évocateurs, une hospitalisation est nécessaire en vue d'une intervention chirurgicale (appendicectomie).

En cas de doute, le médecin peut proposer une surveillance à domicile ou une hospitalisation pour suivre l'évolution des symptômes, préciser le diagnostic et éviter une intervention inutile.

En effet, d'autres maladies peuvent causer des douleurs au niveau de la fosse iliaque droite :

- gastro-entérite virale de l'enfant ou chez l'adulte,
- une torsion de testicule,
- lésion de la trompe de Fallope (grossesse extra-utérine, salpingite),
- maladie de l'ovaire (kyste de l'ovaire par exemple),
- endométriose,
- maladie de l'intestin (maladie de Crohn ou rectocolite hémorragique),
- pyélonéphrite aiguë...
- L'évolution des symptômes et la réalisation des différents examens permettent donc de préciser le diagnostic.
- Un diagnostic d'appendicite parfois difficile.

Question 17 : Quel est le nouveau prix d'un objet de 50 euros après réduction de 25% ?

50 x (100 - 25) / 100 = 50 x 75 / 100 = 37,5 euros.

Question 18 : Présenter la créatinine.

La créatine est un acide aminé non essentiel que l'on retrouve principalement dans les muscles squelettiques et qui est synthétisé dans les reins, le foie et le pancréas. De son utilisation par les muscles pour produire de l'énergie résultent des déchets métaboliques dont la créatinine fait partie.

En temps normal, elle est transportée par le sang jusqu'aux reins où elle sera filtrée avant d'être naturellement éliminée dans les urines. C'est la raison pour laquelle la créatinine fait généralement l'objet d'un dosage sanguin (créatininémie) associé à un dosage urinaire (créatininurie) afin d'obtenir un état des lieux plus complet de la fonction rénale du patient.

Le dosage de la créatinine

- Le taux sanguin de créatinine est obtenu par analyse d'un échantillon de sang prélevé lors d'une ponction veineuse au niveau du pli du coude. Puisque la concentration de créatinine est fortement corrélée à l'activité des muscles, le patient ne devra pas réaliser d'efforts physiques intenses les 48 h précédant l'examen. Il devra, en outre, limiter également sa consommation de viandes rouges et proscrire toutes substances diurétiques.
- La créatininurie nécessite un recueil des urines sur 24 h. Il faut savoir que le taux de créatinine varie en fonction de différents critères : âge, sexe, masse musculaire... Les résultats sont considérés comme normaux s'ils respectent les valeurs indicatives suivantes :
  - Créatininémie comprise entre 6 et 12 mg/L chez l'homme et entre 4 et 10 mg/L chez la femme,
  - Créatininurie comprise entre 107 et 139 mL/min chez l'homme de moins de 40 ans et entre 87 et 107 mL/min chez la femme de moins de 40 ans.

Taux de créatinine trop haut : qu'est-ce que cela signifie ?

- De nombreuses affections et pathologies sont susceptibles de faire varier le taux de créatinine sanguin à la hausse. Parmi les principales, on peut citer une ischémie, une infection, une pathologie rénale chronique, une insuffisance cardiaque, un calcul rénal, une déshydratation, un traumatisme musculaire...
- En revanche, un taux de créatinine urinaire élevé peut être le marqueur biologique d'une intoxication au monoxyde de carbone ou d'une insuffisance thyroïdienne.

Taux de créatinine trop bas : qu'est-ce que cela signifie ?

- En règle générale, une créatininémie élevée est associée à une créatininurie basse. De fait, les causes d'une clairance urinaire basse sont identiques à celles d'un taux élevé de créatinine dans le sang. Mais on peut également observer une baisse de la créatinine sanguine en cas de lésion hépatique ou de dystrophie musculaire. La grossesse peut aussi influencer le dosage de la créatinine à la baisse.

Question 19 : Résumer la physiopathologie de la sclérose en plaques.

Physiopathologie. Maladie inflammatoire chronique du système nerveux central (SNC).

- La sclérose en plaques fait intervenir des mécanismes auto-immuns qui attaquent les cellules chargées de synthétiser la gaine de myéline qui entoure les axones dans le système nerveux central.
- Ceci entraîne des lésions à l'aspect scléreux (épais et dur) dispersées dans le système nerveux central.
- On appelle plaques ces lésions au niveau de la substance blanche du cerveau ou de la moelle épinière.
- En effet, le système immunitaire (les lymphocytes) attaque les gaines de myéline et les altèrent, ce qui perturbe la conduction nerveuse motrice et sensitive. Les lésions provoquées traduisent alors une démyélinisation et le début d'une dégénérescence axonale.
- Une remyélinisation est parfois possible, ce qui explique la diminution des signes neurologiques.

Question 20 : Qu'est-ce que la myéline ?

La myéline protège et isole certaines fibres nerveuses, un peu comme le fait le plastique autour des fils électriques.

Constituée de couches de lipides et de protides, elle est produite par deux types de cellules : les cellules de Schwann (dans le système nerveux périphérique) et les oligodendrocytes (dans le système nerveux central).

En plus de protéger les fibres nerveuses, la gaine de myéline augmente la vitesse de propagation de l'influx nerveux.

À certains endroits appelés nœuds de Ranvier, les axones des neurones sont nus. L'influx peut alors sauter d'un nœud à l'autre, ce qui lui permet de parcourir la même distance en un temps moindre : c'est la conduction saltatoire.

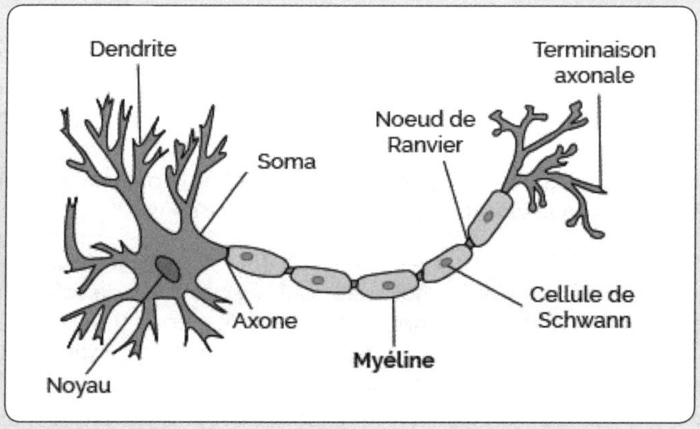

SÉRIE N°9 DE 20 QROC

Question 1 : Quelles sont les sources de contamination de l'Helicobacter pylori ?

Question 2 : Peut-on guérir d'un staphylocoque doré ? Comment soigner un staphylocoque ?

Question 3 : À quoi le sarin est-il associé pour que sa toxicité soit démultipliée ?

Question 4 : Présenter les digitaliques.

Question 5 : Citer les différents types de fractures.

Question 6 : Anatomie de l'œil - Compléter avec les éléments suivants :
Humeur aqueuse - Pupille - Iris - Cornée - Cristallin - Corps vitré - Papille - Nerf optique - Fovéa - Rétine - Choroïde - Sclérotique.

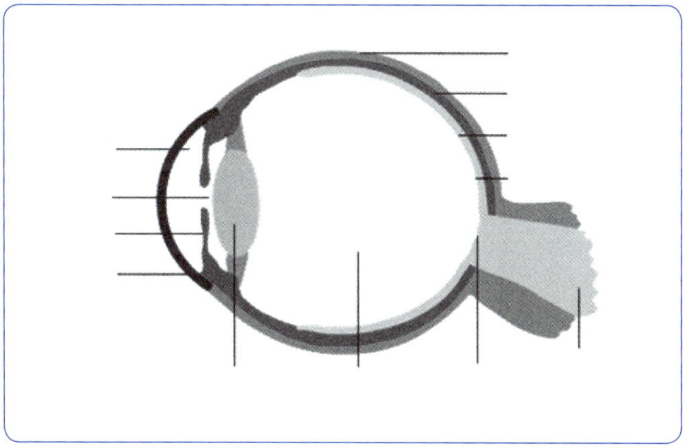

Question 7 : Quel est le but d'un arthro-scanner ?

Question 8 : Qu'est-ce que la thérapie génique ?

Question 9 : Que signifie EFR ?

Question 10 : Quelle est la plus récente loi réformant le système de santé ?

Question 11 : Donner le contenu de l'article R. 4311-2 du code de la santé publique.

Question 12 : Définir le syndrome de Munchausen.

Question 13 : Qu'est-ce que la maladie de Lyme ?

Question 14 : Quel est le terme général désignant tout médicament qui diminue l'activité mentale ?

- ❍ Hypnotique
- ❍ Neuroleptique
- ❍ Antidépresseur
- ❍ Psycholeptique

Question 15 : Comment s'appelle l'instrument ci-dessous ?

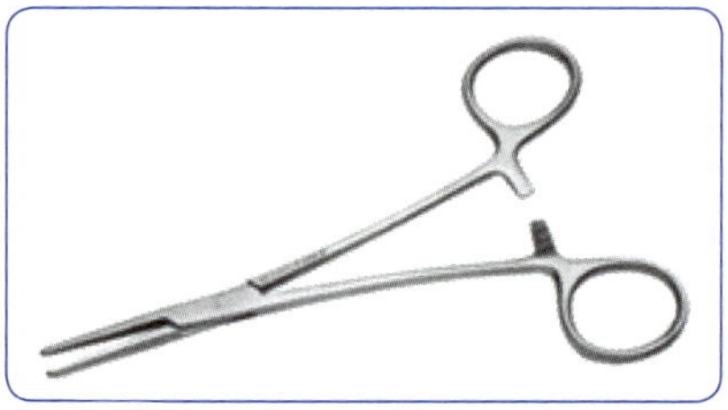

Question 16 : Où se situe le nœud sinusal de Keith et Flack ?

Question 17 : Qu'est-ce qu'un bloc auriculo-ventriculaire ?

Question 18 : Quelle est la valeur de XXXI ?

Question 19 : Qu'est-ce que la Covid-19 ?

Question 20 : Comment le coronavirus, le SARS-CoV-2 se propage t-il ?

Vos réponses

CORRIGÉS DE LA SÉRIE N°9

Question 1 : Quelles sont les sources de contamination de l'Helicobacter pylori ?

Les sources de contamination de l'Helicobacter pylori sont les vomissures, la salive et les selles.

Chez les sujets infectés, H. pylori est toujours présent au niveau des vomissures et va survivre quelques heures dans l'environnement.

La salive est parfois positive, du fait de régurgitations, mais les selles ne renferment des formes viables qu'en cas de transit accéléré et de manière inconstante.

La transmission survient essentiellement dans l'enfance et est le plus souvent intrafamiliale.

Question 2 : Peut-on guérir d'un staphylocoque doré ? Comment soigner un staphylocoque ?

Les lésions causées par certains staphylocoques peuvent être traitées localement, au moyen d'antiseptiques (lutte contre les infections) et d'antibiotiques (lutte contre les bactéries) locaux.

Il arrive également qu'un drainage local soit proposé afin de ponctionner le pus et de diminuer la charge bactérienne au sein d'une plaie ou d'une lésion cutanée.

Une fois que les résultats de l'antibiogramme sont obtenus, le médecin choisit le type de traitement à donner au patient afin de lutter spécifiquement contre le type de staphylocoque identifié.

Il s'agit d'un antibiotique pour empêcher le développement des bactéries et favoriser leur destruction. Le plus souvent, le *Staphylococcus aureus* est sensible à la pénicilline, qui sera donc le traitement proposé en première intention.

Généralement, les médicaments doivent être pris pendant 7 à 10 jours. Respecter les dosages, la durée ou encore l'heure d'administration, est essentiel pour obtenir une guérison complète. Si le traitement est mal toléré ou semble inefficace, il faut en informer le médecin très rapidement.

Dans le cas d'une infection causée par le SARM (*Staphylococcus aureus* résistant à la méticilline), qui est une souche particulièrement résistante à la pénicilline, d'autres médicaments seront prescrits, comme la vancomycine (un antibiotique), et souvent administrés par voie intraveineuse.

Aussi, les infections à staphylocoque constituent un véritable enjeu de santé publique, notamment à cause des problèmes d'antibiorésistance. Ce phénomène s'explique par le fait que l'usage des antibiotiques a été souvent incorrect et abusif. Les bactéries ont alors développé une résistance face aux antibiotiques, dont l'efficacité est altérée.

Par conséquent, des recherches scientifiques concernant des approches vaccinales sont actuellement à l'étude.

Question 3 : À quoi le sarin est-il associé pour que sa toxicité soit démultipliée ?

À du chlore un gaz suffocant.

Le chlore dégage une couleur jaune verdâtre et une odeur âcre.

Généralement très volatil, il attaque les yeux et les voies respiratoires.

Il est particulièrement nocif pour les bronches et les poumons qui se remplissent progressivement de liquide et gonflent tellement que le sang ne peut plus être alimenté en oxygène, provoquant à haute concentration une asphyxie progressive puis la mort.

Question 4 : Présenter les digitaliques.

Les digitaliques sont des principes actifs d'origine végétale, apparentés à un alcaloïde (substance toxique extraite d'une plante) appelé digitaline.

Ils ont des propriétés tonicardiaques, utilisées en médecine depuis plus de 200 ans.

Bien que leur toxicité à forte dose soit élevée, des médicaments digitaliques, mis au point au siècle dernier, sont encore employés aujourd'hui, en raison de leur efficacité dans le traitement de certaines pathologies cardiaques.

Question 5 : Citer les différents types de fractures.

- Fracture incomplète
- Fracture fermée
- Fracture ouverte
- Fracture comminutive
- Fracture spiroïde
- Fracture engrenée

Question 6 : Anatomie de l'œil - Compléter avec les éléments suivants :
Humeur aqueuse - Pupille - Iris - Cornée - Cristallin - Corps vitré - Papille - Nerf optique - Fovéa - Rétine - Choroïde - Sclérotique

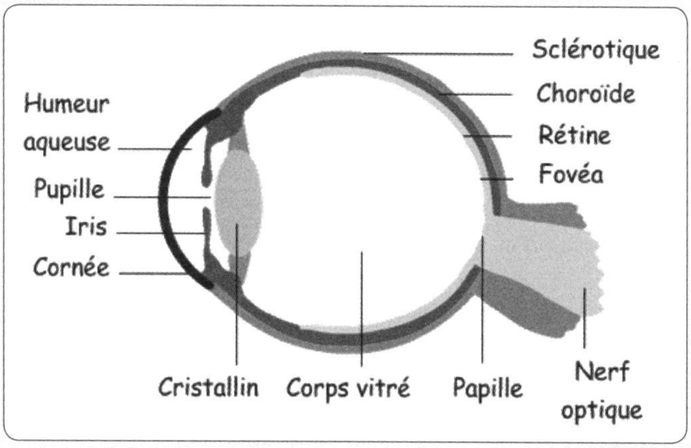

Question 7 : Quel est le but d'un arthro-scanner ?

Le but d'un arthro-scanner est de rechercher des pathologies articulaires en combinant les avantages respectifs de l'arthrographie et du scanner.

Cet examen consiste à injecter un liquide de contraste iodé, à l'intérieur d'une articulation, puis d'étudier le contenu de l'articulation, grâce au scanner.

Question 8 : Qu'est-ce que la thérapie génique ?

La thérapie génique est une méthode consistant à introduire des acides nucléiques (ADN ou ARN) dans les cellules d'un organisme pour y corriger une anomalie, comme une mutation, à l'origine d'une pathologie.

Il s'agit souvent d'apporter un gène normal et fonctionnel (transgène) dans une cellule où le gène présent est altéré.

Une autre méthode peut amener de l'ARN capable de réguler ou bloquer partiellement l'expression d'un gène altéré.

Les acides nucléiques sont introduits dans les cellules du patient grâce à un vecteur viral ou injectés directement dans les cellules sous forme d'ADN nu.

Les nouvelles méthodes d'édition génomique (CRISPR-Cas9) peuvent aussi servir à modifier le génome.

Question 9 : Que signifie EFR ?

EFR signifie Explorations Fonctionnelles Respiratoires.

Question 10 : Quelle est la plus récente loi réformant le système de santé ?

La loi du 24 juillet 2019 relative à l'organisation et la transformation du système de santé.

Modification de l'accès aux études médicales, pharmaceutiques, ondontologies et maïeutiques : suppression du numerus clausus.

Question 11 : Donner le contenu de l'article R. 4311-2 du code de la santé publique.

Article R. 4311-2 du code de la santé publique.

« Les soins infirmiers, préventifs, curatifs ou palliatifs, intègrent qualité technique et qualité des relations avec le malade. Ils sont réalisés en tenant compte de l'évolution des sciences et des techniques. Ils ont pour objet, dans le respect des droits de la personne, dans le souci de son éducation à la santé et en tenant compte de la personnalité de celle-ci dans ses composantes physiologique, psychologique, économique, sociale et culturelle :

1° De protéger, maintenir, restaurer et promouvoir la santé physique et mentale des personnes ou l'autonomie de leurs fonctions vitales physiques et psychiques en vue de favoriser leur maintien, leur insertion ou leur réinsertion dans leur cadre de vie familial ou social ;

2° De concourir à la mise en place de méthodes et au recueil des informations utiles aux autres professionnels, et notamment aux médecins pour poser leur diagnostic et évaluer l'effet de leurs prescriptions ;

3° De participer à l'évaluation du degré de dépendance des personnes ;

4° De contribuer à la mise en œuvre des traitements en participant à la surveillance clinique et à l'application des prescriptions médicales contenues, le cas échéant, dans des protocoles établis à l'initiative du ou des médecins prescripteurs ;

5° De participer à la prévention, à l'évaluation et au soulagement de la douleur et de la détresse physique et psychique des personnes, particulièrement en fin de vie au moyen des soins palliatifs, et d'accompagner, en tant que de besoin, leur entourage.

Question 12 : Définir le syndrome de Munchausen.

Le syndrome de Munchausen est une atteinte psychiatrique, caractérisée par des simulations de symptômes et/ou d'une maladie inexistante. Le patient atteint de ce syndrome prétend être malade sans l'être et présente certains symptômes, sans en avoir.

Les personnes souffrant du syndrome de Munchausen ne présentent aucun diagnostic clinique d'une quelconque pathologie et/ou symptômes. Ces patients peuvent prétendre avoir :

- des symptômes psychologiques : avoir des visions, entendre des voix, etc.
- des symptômes physiques : douleurs à la poitrine, à l'estomac, à la tête, et autres.

Ou encore faire en sorte de tomber malade, en s'infectant eux-mêmes par une exposition à un risque infectieux par exemple.

Certains patients passent même des années à intégrer un hôpital puis un autre, prétendant présenter un panel de maladies.

De plus, ces patients sont souvent facilement influençables, ils ont tendance à exagérer les informations disponibles sur les pathologies (communiquées de bouche à oreille, à la télévision, dans les journaux...).

Il existe un Le syndrome de Munchausen par procuration.

Question 13 : Qu'est-ce que la maladie de Lyme ?

Borréliose de Lyme : la maladie

Une maladie infectieuse transmise par piqûre de tique.

La borréliose de Lyme est la maladie transmise par les tiques la plus fréquente en France.

Elle est causée par une bactérie du complexe Borreliaburgdorferi sensu lato transmise à l'homme par piqures de tiques dures du genre Ixodes infectées. Les principales espèces pathogènes de Borrelia en Europe sont B. afzelii, B. garinii et B. burgdorferi sensu stricto.

Si la maladie est présente sur tout le territoire métropolitain, il existe d'importantes disparités géographiques.

La présentation clinique la plus fréquente est une éruption cutanée appelée érythème migrant mais l'infection peut également provoquer plus rarement des manifestations disséminées.

Des mesures de prévention individuelle existent contre les piqûres de tiques, permettant de réduire le risque de contracter les infections qu'elles peuvent transmettent.

Question 14 : Quel est le terme général désignant tout médicament qui diminue l'activité mentale ?

- ❍ Hypnotique
- ❍ Neuroleptique
- ❍ Antidépresseur
- ☑ Psycholeptique

Question 15 : Comment s'appelle l'instrument ci-dessous ?

Pince Kocher droite sans griffe.

Question 16 : Où se situe le nœud sinusal de Keith et Flack ?

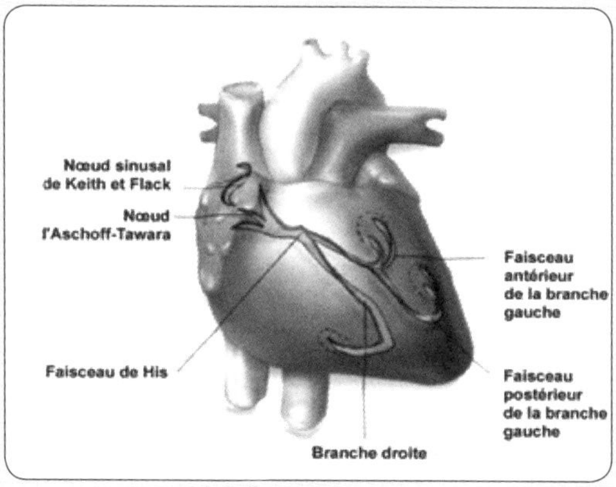

Question 17 : Qu'est-ce qu'un bloc auriculo-ventriculaire ?

Pour se contracter, le muscle du cœur (le myocarde) nécessite une impulsion nerveuse électrique qui se propage à l'intérieur du cœur.

Ainsi, un influx nerveux traverse les différentes cavités du cœur, oreillettes et ventricules, de façon à ce que leurs contractions soient synchronisées. L'influx nerveux va donc, dans un premier temps, traverser les oreillettes, qui se contractent en premier de manière à expédier le sang dans les ventricules, qui se contractent enfin pour éjecter le sang dans les artères.

Un bloc auriculo-ventriculaire est défini comme un trouble de conduction de l'influx nerveux au niveau de la jonction auriculo-ventriculaire, c'est-à-dire entre l'oreillette et le ventricule.

Question 18 : Quelle est la valeur de XXXI ?

31.

Question 19 : Qu'est-ce que la Covid-19 ?

La COVID-19 est la maladie causée par un nouveau coronavirus, le SARS-CoV-2.

L'OMS a appris l'existence de ce nouveau virus le 31 décembre 2019 lorsqu'un foyer épidémique de cas de « pneumonie virale » a été notifié à Wuhan, en République populaire de Chine.

Question 20 : Comment le coronavirus, le SARS-CoV-2 se propage t-il ?

Le moyen le plus courant de propagation du virus est lors d' un contact étroit avec une autre personne :

- Lorsqu'une personne infectée tousse, éternue, parle, élève la voix (comme lorsqu'elle crie ou chante) ou même respire, elle peut créer des gouttelettes respiratoires qui contiennent le virus,
- Ces gouttelettes peuvent atteindre la bouche, les yeux ou le nez des personnes en contact étroit (dans un rayon d'environ 6 pieds), ce qui peut entraîner une infection.

Mais le virus peut également se propager d'autres manières :

- Certaines personnes infectées mais asymptomatiques (c'est-à-dire asymptomatiques) peuvent encore propager le virus. Pour cette raison, il est important que tout le monde suive les recommandations du CDC et des autres services de santé sur la façon de se protéger et de protéger les autres.

SÉRIE N°10 DE 20 QROC

Question 1 : Quelles sont les règles d'hygiène et de sécurité à respecter pour l'acheminement des prélèvements au laboratoire ?

Question 2 : Les infections nosocomiales sont-elles étiquetées « problème de santé publique » ?

Question 3 : Définissez médicament générique.

Question 4 : Quels sont les principaux signes observés en cas de surdosage de digitaliques ?

Question 5 : Qu'est-ce qu'une entorse ?

Question 6 : Présenter la rétine.

Question 7 : Que signifie la racine ARTHR ? Donner 3 exemples de mots ayant pour racine ARTHR ?

Question 8 : Quelles sont Les conditions pour être donneur d'organe ?

Question 9 : Que permettent les explorations fonctionnelles respiratoires ?

Question 10 : À quelle date est paru le décret relatif à la libre organisation des établissements publics de santé et aux fonctions de chef de service dans ces établissements ?

Question 11 : Quelle est la différence entre aérobiose et anaérobiose ?

Question 12 : Présenter la leucémie myéloïde chronique (LMC).

Question 13 : Comment se fait la transmission de la maladie de Lyme ?

Question 14 : Compléter les ... 1 point correspond à 1 lettre :

Le curare (utilisé dans les myorelaxants) se fixe à la place de l'........... et bloque les synapses musculaire en prenant la place de l'.............qui ne peut plus agir.

Il provoque un relâchement durable des muscles qui est ..... par paralysie des muscles respiratoires.

Question 15 : Présenter les punaises de lits.

Question 16 : Comment se nomme l'instrument ci-dessous ?

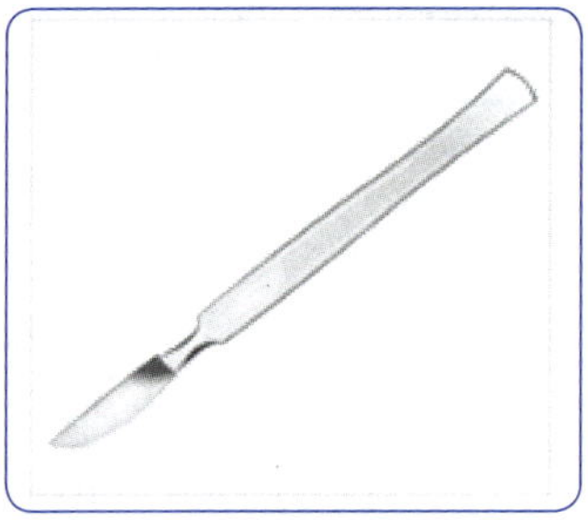

Question 17 : Présenter l'insolation.

Question 18 : Calculer : 12,5 : 5 =.

Question 19 : Quelle est la valeur usuelle e la kaliémie ?

Question 20 : Quelles sont les compétences de l'IBODE ?

Vos réponses

CORRIGÉS DE LA SÉRIE N°10

Question 1 : Quelles sont les règles d'hygiène et de sécurité à respecter pour l'acheminement des prélèvements au laboratoire ?

Les règles d'hygiène et de sécurité à respecter pour l'acheminement des prélèvements au laboratoire sont :

- les tubes sont à mettre immédiatement dans des sachets-kangourou en plastique puis fermer hermétiquement,
- ne jamais mettre les tubes en contact direct avec la glace,
- la feuille de prescription est mise dans la poche extérieure du sachet-kangourou, afin qu'elle ne soit pas en contact avec les tubes,
- •les prélèvements de microbiologie sont à mettre dans les pochettes spécifiques, fermées hermétiquement,
- veiller à la fermeture correcte du contenant.

Question 2 : Les infections nosocomiales sont-elles étiquetées « problème de santé publique » ?

Oui.

Question 3 : Définissez médicament générique.

Un médicament générique est une molécule commercialisée par un autre laboratoire que celui qui l'a découverte, suite à l'expiration de son brevet d'exploitation.

Le médicament générique peut prendre une forme différente et contenir des excipients autres que ceux du médicament d'origine. Mais son action curative est identique.

Il doit être vendu sous le nom de la molécule.

Le développement des médicaments génériques permet la réduction des coûts liés à la santé.

Un générique possède obligatoirement un prix inférieur à celui de la spécialité.

Question 4 : Quels sont les principaux signes observés en cas de surdosage de digitaliques ?

Les principaux signes :

- des troubles cardiaques : palpitations, bradycardie (rythme trop lent), tachycardie (rythme trop rapide)...,
- des troubles digestifs : anorexie, nausées, vomissements, diarrhée...,
- des troubles neuropsychiques : céphalée, asthénie, dyschromatopsie (trouble de la vision des couleurs), confusion, délire...,

Ces troubles, qui doivent être signalés et pris en charge rapidement, peuvent conduire à un arrêt du traitement.

Question 5 : Qu'est-ce qu'une entorse ?

L'entorse correspond à un étirement, une distension voire une rupture des ligaments qui connectent les os entre eux au niveau des articulations.

Elle se produit à la suite de l'exécution d'une torsion d'une articulation.

Symptômes de l'entorse :

- certaines régions du corps sont plus enclines que d'autres à subir une entorse : la cheville et le genou au niveau des membres inférieurs, le poignet et le pouce au niveau des membres supérieurs,

- certains facteurs, comme la pratique sportive, la fatigue ou le manque d'échauffement, augmentent les risques de torsion articulaire,
- en découle une douleur forte localisée et limitée au niveau de l'articulation, avec difficulté voire impossibilité de bouger la zone. La région gonfle et peut s'accompagner d'un hématome.

Question 6 : Présenter la rétine.

Il s'agit d'une membrane qui tapisse le fond du globe oculaire.

Elle contient des cellules qui reçoivent et analysent les signaux lumineux.

L'information est ensuite transmise par le nerf optique au cerveau qui reconstitue l'image.

Question 7 : Que signifie la racine ARTHR ? Donner 3 exemples de mots ayant pour racine ARTHR ?

Racine ARTHR signifie articulation.

3 exemples de mots ayant pour racine ARTHR :

- ARTHRalgie.
- ARTHRite.
- ARTHRodese.

Question 8 : Quelles sont Les conditions pour être donneur d'organe ?

Le donneur doit :

- Être majeur ;
- Remplir des conditions médicales très strictes permettant de vérifier, notamment, qu'il peut subir une intervention chirurgicale sans risque et qu'il n'est pas porteur de certaines maladies transmissibles ;
- Exprimer son consentement libre, éclairé et exprès devant le président du tribunal de grande instance ou le magistrat désigné par lui. Ce consentement est révocable à tout moment jusqu'à l'opération.

Question 9 : Que permettent les explorations fonctionnelles respiratoires ?

Les explorations fonctionnelles respiratoirespermettent d'explorer les affections pulmonaires.

En présence d'une maladie respiratoire déjà connue, les EFR vont quantifier le degré de l'atteinte afin d'en apprécier l'importance et de poser l'indication d'une modification du traitement.

Grâce aux EFR, le pneumologue peut apprécier l'évolution de l'insuffisance respiratoire et disposer d'éléments pour mieux suivre les effets du traitement.

Les EFR sont également utiles aux bilans préopératoires en cas d'affections respiratoires.

Enfin, les EFR peuvent être effectuées afin de dépister, avant toute manifestation clinique, des altérations de la fonction respiratoire chez les tabagiques ou dans le cadre de professions exposées.

Question 10 : À quelle date est paru le décret relatif à la libre organisation des établissements publics de santé et aux fonctions de chef de service dans ces établissements ?

Décret n° 2022-202 du 17 février 2022 relatif à la libre organisation des établissements publics de santé et aux fonctions de chef de service dans ces établissements.

Question 11 : Quelle est la différence entre aérobiose et anaérobiose ?

L'aérobiose est la vie en présence d'air, l'anaérobiose est la vie en absence d'air.

C'est la présence ou l'absence d'oxygène qui importe :

- certains organismes, dits aérobies stricts, ne peuvent vivre qu'en présence d'oxygène ;
- d'autres, dits anaérobies stricts, sont tués en présence d'oxygène ;
- enfin les organismes aérobies ou anaérobies facultatifs vivent, selon des modalités différentes, en présence ou en l'absence d'oxygène.

Question 12 : Présenter la leucémie myéloïde chronique (LMC).

La leucémie lymphoïde chronique (LLC) est une maladie touchant des cellules du sang appelées les lymphocytes B.

Les lymphocytes B. sont produits par la moelle osseuse. Ils jouent un rôle important au niveau du système immunitaire, c'est-à-dire de l'ensemble des mécanismes assurant la défense contre les agents extérieurs (bactéries, virus, champignons...).

Comme toutes les cellules, les lymphocytes B ont normalement une durée de vie limitée, de l'ordre de quelques jours à quelques mois. Passé ce délai, ils meurent et sont remplacés par de nouvelles cellules, la production des lymphocytes étant continue.

Au cours de la LLC, une partie des lymphocytes B ne meurt plus.

Leur cycle de vie est en quelque sorte bloqué lorsqu'ils parviennent à maturité.

Comme leur production se poursuit, ces lymphocytes B finissent par s'accumuler dans le sang, dans les ganglions, la rate et la moelle osseuse, ce qui explique l'augmentation de volume des ganglions et de la rate.

Question 13 : Comment se fait la transmission de la maladie de Lyme ?

La transmission de la maladie de Lyme à l'homme se fait uniquement par piqûre de tique.

Toutes les tiques ne sont pas infectées.

Les tiques sont répandues partout en France, surtout en dessous de 1 500 m d'altitude. Elles vivent dans des zones boisées et humides, les herbes hautes des prairies, les jardins et les parcs forestiers ou urbains.

Les contaminations humaines sont plus fréquentes à la période d'activité maximale des tiques, en France entre le début du printemps et la fin de l'automne.

La surveillance de la maladie de Lyme, réalisée par Santé publique France et le Réseau Sentinelles, a montré une augmentation du nombre de nouveaux cas de maladie de Lyme diagnostiqués en médecine générale en France entre 2015 et 2018, puis une diminution en 2019.

Question 14 : Compléter les ... 1 point correspond à 1 lettre :

Le curare (utilisé dans les myorelaxants) se fixe à la place de **l'acétylcholine** et bloque les synapses musculaires en prenant la place de **l'acétylcholine** qui ne peut plus agir.

Il provoque un relâchement durable des muscles qui est **mortel** par paralysie des muscles respiratoires.

Question 15 : Présenter les punaises de lits.

La punaise de lits (*Cimex lectularius*) figure parmi les plus anciens parasites de l'homme. C'est un petit insecte de la taille d'un pépin de pomme, qui a un corps de forme ovale. Brun et sans aile, un adulte à jeun mesure environ 5 à 7 mm de long. Après s'être nourri, il grossit légèrement et prend une teinte rouge sang foncé.

La punaise de lits se nourrit la nuit, principalement de sang humain. Elle ne peut pas grimper facilement sur le métal ou les surfaces polies, encore moins voler ou sauter. Pendant le premier mois de la contamination d'une habitation, les nuisances sont peu ou pas perçues par les habitants. Lorsque le lien est fait entre les piqûres durant le sommeil et la présence des insectes, l'infestation peut-être déjà assez importante.

La piqûre de punaise de lits est souvent indolore au moment même de la piqûre. Mais 1 à 2 heures plus tard apparaissent des démangeaisons et des traces rouges sur la peau comme une piqûre de moustique. On trouve généralement de trois à quatre piqûres souvent en rang d'oignon ou groupées au même endroit sur la peau. Les piqûres se localisent généralement sur les parties non couvertes des bras, des jambes et du dos.

La réaction cutanée dépend de la sensibilité de l'individu :

- certaines personnes ne savent même pas qu'elles ont été piquées et ne verront aucune piqûre ;
- pour certains, les piqûres disparaissent au bout de quelques heures voire quelques jours sans traitement ;
- pour d'autres, elles se manifestent par une réaction allergique plus ou moins localisée, avec des boursouflures prurigineuses rouge vif assez douloureuses pouvant évoluer en réaction généralisée.

Si vous souffrez de démangeaisons persistantes, consultez votre médecin qui pourra vous prescrire une crème pour vous soulager. Il est toujours préférable de ne pas gratter afin de ne pas sur infecter les lésions.

On les trouve partout dans le monde, dans tous les lieux de vie, quelque soit le climat : hôtel, chambre d'hôtes, hôpitaux, maisons de retraite, crèche, école, dortoir sont les lieux possibles de contamination.

Les infestations de maisons et d'hôtels sont en augmentation depuis quelques années.

Depuis la fin des années 1990, les punaises de lits sont revenues en force mais les raisons de cette recrudescence ne sont pas clairement connues. Des facteurs, tels que l'accroissement des voyages internationaux et l'apparition des résistances aux insecticides ont probablement contribué à la propagation des infestations..

Les punaises de lits aiment les espaces sombres et les endroits calmes. Les chambres à coucher et salon avec canapé sont les pièces principalement ciblées. Ces insectes sont petits et surtout leurs larves (1 à 2 mm). Il est difficile de les repérer, car ils peuvent s'insinuer dans les moindres espaces. De plus, ils se nourrissent la nuit.

Une infestation de punaises de lits se constate cependant par :

- la présence de piqûres visibles sur la peau, souvent en rang d'oignon ou groupées ;
- la présence de punaises et de leurs déjections : petites taches noires sur le matelas, les draps, le sommier ou les murs ;
- la présence de grandes et longues traces de sang sur les draps. Elles sont dues à l'écrasement des punaises lors du sommeil de la personne.

Les punaises de lits ne sont pas limitées à un type d'habitation. On peut en trouver à l'intérieur de maisons individuelles, de maisons plurifamiliales, d'immeubles d'habitation, d'hôtels, d'avions et d'hôpitaux. La propreté d'une habitation n'est pas un facteur évitant une première infestation. Par contre une bonne hygiène et donc une détection rapide permet d'éviter les hyper-infestations.

Tout le monde peut être victime chez lui d'une infestation et leur présence n'indique pas un manque de propreté.

La punaise de lits a deux manières de se déplacer, de manière active et passive.

De manière active, la punaise marche lors de sa recherche du repas sanguin. Chaleur et dégagement de gaz carbonique aux heures sombres sont les deux attractifs principaux.

De manière passive, les voyages et déplacements permettent aux punaises de lits de migrer vers de nouveaux endroits par l'intermédiaire des vêtements ou des bagages. Cette propagation est facilitée par l'aptitude de la punaise de lits à survivre plusieurs mois sans se nourrir.

Elles sont principalement connues pour les atteintes dermatologiques et allergiques qu'elles occasionnent allant de la simple piqûre à des manifestations généralisées pouvant s'apparenter à une urticaire. La sensibilité d'une personne peut s'accroître si le nombre de piqûres augmente. En cas d'infestation sévère, les punaises de lits peuvent être aussi sources de troubles psychologiques variés, voire aussi d'anémie.

A ce jour, les punaises de lits ne sont pas des vecteurs de maladies.

Les piqûres de punaises de lits disparaissent naturellement sous les dix jours et ne nécessitent pas de soins particuliers. Nettoyez-vous la peau et essayez de ne pas vous gratter pour éviter toute sur-infection.

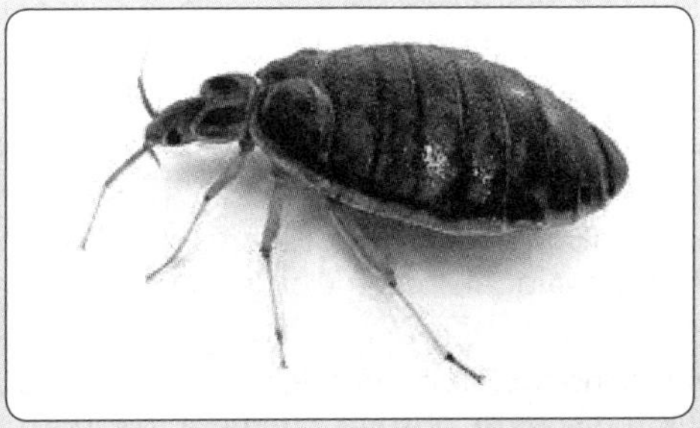

Question 16 : Comment se nomme l'instrument ci-dessous ?

Un scalpel.

Question 17 : Présenter l'insolation.

L'insolation survient lorsque l'on s'expose directement aux rayons du soleil, en particulier l'été. Sans protection, le soleil augmente la température de la tête, du cou et du corps jusqu'à provoquer une augmentation dangereuse de la température interne, que l'on appelle une « hyperthermie ».

Tout le monde peut être concerné par une insolation en restant trop longtemps au soleil, en particulier l'été. Certaines personnes fragiles, comme les nourrissons, les jeunes enfants ou les personnes âgées sont encore plus sensibles. Réagir rapidement dès l'apparition d'une fièvre, d'une sensation de malaise ou de vomissements en mettant la personne à l'ombre et en la réhydratant permet de soulager les symptômes en quelques heures dans la plupart des cas.

Souvent bénigne, l'insolation ne doit pourtant pas être sous-estimée car elle peut entraîner un coma nécessitant une prise en charge hospitalière et même la mort dans certains cas. Connaître les signes de l'insolation pour agir rapidement est important, mais mettre en place les mesures de prévention efficaces est encore mieux, surtout chez les plus fragiles.

L'exposition à de fortes chaleurs et au rayonnement du soleil pendant la période estivale est une agression pour le corps. Les mécanismes de régulation de la température corporelle se mettent en place et peuvent être dépassés.

C'est l'hypothalamus, une glande située à la base du cerveau, qui s'occupe de l'homéothermie ; c'est-à-dire la capacité pour l'organisme de contrôler sa température interne et de la maintenir constamment autour de 37 degrés grâce à 2 mécanismes :

La transpiration : c'est la sueur qui permet d'éliminer le surplus de chaleur ressenti par le corps à travers l'ensemble de la peau.

La soif : grâce à ce signal important pour la régulation de la température corporelle, la réhydratation permet d'apporter tous les minéraux essentiels éliminés par la transpiration.

Lorsque la température du corps s'élève de façon anormale, on parle d'hyperthermie. Les personnes âgées, et les enfants sont particulièrement sensibles à l'insolation à cause de leurs capacités de thermorégulation qui ne fonctionnent pas aussi correctement que chez une personne adulte.

La cause principale de l'insolation est l'exposition prolongée au rayon du soleil, en particulier l'été. D'autres facteurs peuvent être en cause et aggraver les symptômes :

- la température supérieure à 21 degrés et l'absence de vent ;
- la prise de médicaments qui perturbent la régulation de la température du corps comme les diurétiques, les anti-inflammatoires, certains antihypertenseurs, certains antibiotiques, des traitements de la maladie de Parkinson, de la migraine, les hormones thyroïdiennes ou encore les antidépresseurs et les neuroleptiques ;
- l'effort physique prolongé en cas d'activité physique sportive ou de loisir comme le jardinage, la course à pied, le vélo ou la marche par exemple ;
- dans tous les cas, c'est l'association entre l'exposition au soleil et le dépassement des mécanismes de régulation de la température corporelle qui expliquent les symptômes de l'insolation.

Question 18 : Calculer : 12,5 : 5 =.

2,5.

Question 19 : Quelle est la valeur usuelle e la kaliémie ?

De 3,5 à 4,5 mmol/L.

Question 20 : Quelles sont les compétences de l'IBODE ?

L'IBODE cumule.

A. Les compétences infirmières

- 1- Évaluer une situation clinique et établir un diagnostic dans le domaine infirmier
- 2- Concevoir et conduire un projet de soins infirmiers
- 3- Accompagner une personne dans la réalisation de ses soins quotidiens
- 4- Mettre en œuvre des actions à visée diagnostique et thérapeutique
- 5- Initier et mettre en œuvre des soins éducatifs et préventifs
- 6- Communiquer et construire une relation dans un contexte de soins
- 7- Analyser la qualité et améliorer sa pratique professionnelle
- 8- Rechercher et traiter des données professionnelles et scientifiques
- 9- Organiser et coordonner les interventions soignantes
- 10- Informer, former des professionnels et des personnes en formation

B. Les compétences de l'IBODE

- 1 - Concevoir et mettre en œuvre des modes de prise en charge des personnes adaptés aux situations rencontrées en bloc opératoire et secteurs associés
- 2 - Conduire une démarche qualité et de prévention des risques
- 3 - Gérer le risque infectieux dans les secteurs interventionnels et service de stérilisation
- 4 - Organiser et coordonner les activités de soins liées au processus péri-opératoire
- 5 - Mettre en œuvre des techniques et des pratiques en per et post opératoire immédiat.
- 6 - Mettre en œuvre des techniques complexes d'assistance chirurgicale
- 7 - Former et informer les professionnels et les personnels en formation

- 8 - Rechercher, traiter et analyser des données professionnelles et scientifiques
- 9 – Évaluer et améliorer les pratiques professionnelles

Si l'IBODE est titulaire du diplôme d'état d'aide-soignant.
Le référentiel de compétences définit 8 compétences :

- Accompagner une personne dans les actes essentiels de la vie quotidienne en tenant compte de ses besoins et de son degré d'autonomie.
- Apprécier l'état clinique d'une personne.
- Réaliser des soins adaptés à l'état clinique de la personne.
- Utiliser des techniques préventives de manutention et les règles de sécurité pour l'installation et la mobilisation des personnes.
- Établir une communication adaptée à la personne et à son entourage.
- Utiliser les techniques d'entretien des locaux et du matériel spécifiques aux établissements sanitaires, sociaux et médico-sociaux.
- Rechercher, traiter et transmettre les informations pour assurer la continuité des soins,
- Organiser son travail au sein d'une équipe pluri-professionnelle.

Si l'IBODE est titulaire du diplôme d'état d'auxiliaire de puériculture.
Le référentiel de compétences définit 11 compétences :

- 1. Accompagner l'enfant dans les actes essentiels de la vie quotidienne et de la vie sociale, personnaliser cet accompagnement à partir de l'évaluation de sa situation personnelle et contextuelle et apporter les réajustements nécessaires.
- 1bis. Élaborer et mettre en œuvre des activités d'éveil, de loisirs, d'éducation et d'accompagnement à la vie sociale adaptées à l'enfant ou au groupe.
- 2. Identifier les situations à risque lors de l'accompagnement de l'enfant et de son entourage, mettre en œuvre les actions de prévention adéquates et les évaluer.
- 3. Évaluer l'état clinique d'une personne à tout âge de la vie pour adapter sa prise en soins.
- 4. Mettre en œuvre des soins adaptés à l'état clinique de l'enfant.
- 5. Accompagner la personne dans son installation et ses déplacements en mobilisant ses ressources et en utilisant les techniques préventives de mobilisation.
- 6. Établir une communication adaptée pour informer et accompagner la personne et son entourage.
- 7. Informer et former les pairs, les personnes en formation et les autres professionnels.
- 8. Utiliser des techniques d'entretien des locaux et du matériel adaptées en prenant en compte la prévention des risques associés.
- 9. Repérer et traiter les anomalies et dysfonctionnements en lien avec l'entretien des locaux et des matériels liés aux activités de soins.
- 10. Rechercher, traiter et transmettre, quels que soient l'outil et les modalités de communication, les données pertinentes pour assurer la continuité et la traçabilité des soins et des activités.
- 11. Organiser son activité, coopérer au sein d'une équipe pluriprofessionnelle et améliorer sa pratique dans le cadre d'une démarche qualité/gestion des risques.

Remarque : ne pas confondre ACTES et COMPETENCES ; pour assumer leurs compétences, les soignants ont besoin d'être habilités à pratiquer des actes légiférés

Partie 3

Le projet professionnel

LES PRÉALABLES À L'ÉLABORATION DU PROJET PROFESSIONNEL

1. LE CONCEPT DE PROJET

La définition de la notion de projet retenue par l'AFTEP-AFNOR est : « le projet est une démarche spécifique qui permet de structurer méthodiquement et progressivement une réalité à venir. »

Quelque soit le projet, vous ne vous tromperez pas en commençant par vous poser les questions suivantes :

- pourquoi un projet ?
- par qui est-il demandé ?

Les différentes étapes intégreront toujours :

- un objectif global ;
- des objectifs intermédiaires ;
- les moyens disponibles et utilisables - les éventuels obstacles à prévoir dans sa réalisation ;
- les modalités d'évaluation du niveau d'atteinte des objectifs du projet.

Les possibilités de réajustement.

La législation

- Pour chaque projet travaillé, il y a des textes officiels à rechercher et à analyser pour être sûr de les appliquer.
- Un non-respect de ces textes risque de provoquer une annulation de tout un concours par exemple.

La construction de l'écrit
Même si le projet n'exige pas la construction d'un écrit, il est important de le prévoir avec :

- une introduction, dans laquelle il sera important de retrouver le plan général du projet ;
- un développement ;
- une conclusion.

La rédaction de l'écrit utilisera tous les éléments regroupés dans la construction de l'écrit.

2. LES DIFFÉRENTS PROJETS

Pour élaborer votre projet personnel professionnel vous aurez besoin de vérifier, réajuster, compléter vos connaissances sur les contenus des projets suivants :

- le projet d'établissement,
- le projet de service,
- le projet de soins infirmiers,
- le projet de soins individualisés,
- le projet pédagogique,
- le projet de formation,

2.1 LE PROJET D'ÉTABLISSEMENT

Vous devez connaître en quoi consiste le projet de l'établissement dans lequel vous exercerez IBODE, car **votre projet personnel professionnel doit obligatoirement s'inscrire dans ce projet d'établissement.**

Il est important que tout.e infirmier.ière prenne connaissance de ce qui suit pour situer son exercice professionnel dans l'institution où il.elle exerce, qu'il.elle se rende compte de la marge d'initiative, des contraintes, des comptes à rendre, pour les dirigeants de l'institution.

Ces informations constituent des repères pour le personnel hospitalier qui recherchera les postures les plus pertinentes possibles compte tenu du cadre dans lequel elles se situent.

Élaborer et rédiger un projet d'établissement est une obligation législative pour toute institution de soins.

Voici comment est défini le projet d'établissement dans le code de l'action sociale et des familles Article L. 311-8 Modifié par Loi n°2005-370 du 22 avril 2005 - art. 13 JORF 23 avril 2005[1].

- Pour chaque établissement ou service social ou médico-social, il est élaboré un projet d'établissement ou de service, qui définit ses objectifs, notamment en matière de coordination, de coopération et d'évaluation des activités et de la qualité des prestations, ainsi que ses modalités d'organisation et de fonctionnement.
- Le cas échéant, ce projet identifie les services de l'établissement ou du service social ou médico-social au sein desquels sont dispensés des soins palliatifs et précise les mesures qui doivent être prises en application des dispositions des conventions pluriannuelles visées à l'article L. 313-12.
- Ce projet est établi pour une durée maximale de cinq ans après consultation du conseil de la vie sociale ou, le cas échéant, après mise en œuvre d'une autre forme de participation.
- La loi n°2009-879 du 21 juillet 2009 portant réforme de l'hôpital et relative aux patients, à la santé et aux territoires précise certaines conditions à remplir pour le projet.
- Cette loi comprend quatre titres respectivement consacrés :
  - à la modernisation des établissements de santé,
  - à l'accès à tous aux soins de qualité.

1. Vous trouverez aisément sur internet dans le code de l'action sociale et des familles Article L. 311-8 Modifié par Loi n°2005-370 du 22 avril 2005 - art. 13 () JORF 23 avril 2005.

2.2 LE PROJET DE SERVICE

Vous devez savoir ce qu'est un projet de service et en construire au moins un pour figurer dans votre projet personnel professionnel.

La réflexion AFNOR définit ainsi le projet de service :

> « Un système complexe d'intervenants, de moyens et d'actions, constitué pour apporter une réponse à une demande élaborée pour satisfaire au besoin d'un maître d'ouvrage. »

Bien que complémentaires, il est indispensable de différencier - le projet professionnel - le projet d'établissement - et le projet de service.

- Le projet de service devrait être un cadre fédérateur tourné vers l'avenir, alors qu'il signifie changement donc quasi- certitude de résistance aux changements.
- Il est souhaitable qu'il exprime une volonté collective et vise à mobiliser les agents, à orienter les décisions des élus et des managers et à conduire l'action dans une direction commune à faire accepter par tous les professionnels concernés.
- Il est évolutif, car suivi et révisé régulièrement.
- Une instance ou des critères d'évaluation doivent être précisés au sein même du document.
- Avant de définir le projet, il convient de réfléchir à la nature de ce dernier en se posant les questions suivantes :
  - qui a décidé du projet ?
  - dans quel contexte ?
- Il n'est pas rare que la décision de formaliser un projet de service provienne d'une situation de conflit.
- Il est un levier de développement des personnes professionnelles.
- La conduite d'un projet est un véritable outil pédagogique :
  - Il est prétexte à l'expérimentation de nouvelles façons de travailler, d'utiliser des méthodes non encore employées ;
  - Il est l'occasion de mettre en évidence des potentiels non encore ou insuffisamment exploités ;
  - Il valorise les personnes qui participent au projet :
    - c'est un stimulant de l'innovation, de la créativité et de l'expérimentation ;
    - il existe une multitude de projets de services, de différentes envergures.

Illustration

Un cadre de proximité demande à une infirmière, Sylviane, souhaitant se présenter à la sélection d'entrée dans une école d'IBODE de réaliser l'exercice suivant :

Un constat : la lutte contre les infections nosocomiales est devenue insuffisante ces dernières semaines.

Le cadre de santé demande à Sylviane d'identifier comment les stagiaires en formation dans le service appliquent le lavage de leurs mains avant de participer à l'aide donnée aux patients pour s'alimenter.

Elle précise son **objection pédagogique** : évaluer la capacité de Sylviane à participer à la lutte contre les infections nosocomiales et retient les **critères d'évaluation suivants (critères de réussite)**.

1. Sylviane est au clair avec la transmission des infections nosocomiales par les mains.

2. Sylviane a la capacité de préparer méthodiquement une intervention pédagogique destinées à des stagiaires en formation dans le service.

Elle donne 2 objectifs à Sylviane :

1. Identifier les erreurs commises par les étudiants en soins infirmiers et les élèves aides-soignants lors de l'application du lavage des mains avant de participer à l'aide donnée aux patients pour s'alimenter.

2. Préparer une intervention destinées à toutes les stagiaires présentes dans le service pour expliquer ce que sont les infections nosocomiales et la responsabilité des professionnels du service dans leur propagation.

Et lui indique les critères qu'elle utilisera pour évaluer le niveau des 2 objectifs que Sylviane devait atteindre.

Attention : cet exercice est très simple, mais vous donne la possibilité de bien repérer en quoi consiste des objectifs... des critères du niveau d'atteinte des objectifs... Concepts que vous utiliserez dans tout type de projet.

2.3 LE PROJET DE SOINS INFIRMIERS

Vous devez être au clair avec ce qu'est un projet de soins infirmiers,car votre projet personnel professionnel doit s'inscrire dans le projet de soins infirmiers de l'établissement dans lequel vous exercerez.

- Le projet de soins constitue un des volets du projet d'établissement.
  - Il devra mettre en œuvre dans son domaine, les grandes orientations stratégiques définies par le chef d'établissement.
  - Il s'articule avec le projet médical, et trouve sa place dans la complémentarité avec le projet social et le projet qualité, gestion des risques.
  - Il s'inscrit dans la continuité du projet de soins précédent,
  - Il est élaboré à partir du bilan de ses axes.
- Le projet de soins fédère l'ensemble des professionnels paramédicaux et socio-éducatifs.
  - Il est donc identitaire et s'appuie sur des valeurs communes, partagées et reconnues, telles que :
    - le respect de la personne soignée, la qualité, la confiance, l'authenticité et la complémentarité. Il vise la sécurité des soins et prévoit l'évaluation des pratiques. Il garantit la cohérence de la prise en charge soignante et socio-éducative, et place les usagers au centre des préoccupations des professionnels ;
    - Les résultats recherchés visent l'émergence d'une culture paramédicale et une prise en charge coordonnée des personnes soignées.

2.4 LE PROJET DE SOINS INDIVIDUALISÉ

Ne soyez pas étonnés de l'importance donnée à ce paragraphe.

IBODE vous aurez à maîtriser en quoi consiste ces projets de soins individualisés car :

- vous en construirez quotidiennement ;
- en utilisant tous les enseignements que vous recevrez pendant votre formation IBODE ;
- et vous participerez à l'apprentissage des stagiaires en formation.

Et lors de la sélection d'entrée en école d'IBODE, les jurys pourront vous poser de nombreuses questions pour vérifier vos connaissances, véritables pré-requis pour envisager une spécialisation infirmière.

Lors de votre préparation à la sélection, travaillez les mots et concepts dont vous avez à maîtriser le sens (cochez les au fur et à mesure que vous les rencontrez.

- Soin,
- Établissements de santé,
- Livret d'accueil,
- La charte du patient hospitalisé,
- Le plan de formation,
- Protocole de soins,
- Protocole de prise en charge de la douleur,
- Dossier de soins infirmiers,
- Dossier du patient,
- Problème de santé,
- Diagnostic infirmier,
- ...

Conformément à la loi n°2002-2 du 2 Janvier 2002, chaque établissement doit assurer aux usagers un accompagnement individualisé.

« Le projet individuel (aussi couramment appelé "projet personnalisé") est un document personnalisé définissant l'accompagnement professionnel, social et médico-social d'un usager.

Le projet individuel est rédigé sous forme contractuelle en impliquant l'usager lui-même.

Le projet individuel est pour chaque usager la traduction opérationnelle du projet d'établissement.

C'est un processus qui identifie les étapes et les moyens pour optimiser les ressources professionnelles et matérielles de l'établissement au profit de la personne accueillie.

il précise également les modalités d'évaluation de la situation de la personne.

- Le projet individuel est donc une vue dynamique institutionnelle sur l'accompagnement.
- Alors que le dossier usager enregistre lui la situation en cours et l'évolution de l'usager.
  - Chaque personne accueillie est porteuse d'un projet de vie personnel, avec ses désirs, ses ambitions, ses souhaits, ses illusions, ses compétences sociales, son histoire.
  - Il identifie la satisfaction des besoins et des attentes de la personne accueillie.
  - Il procède d'une mobilisation de l'équipe pluri-professionnelle autour du sens et de la cohérence des modalités d'accompagnement (analyse des pratiques, démarche d'évaluations, écrits professionnels, réunion de projet).
- Le référent de projet individuel Il est chargé de veiller à la dynamique du projet individuel dans le cadre d'une délégation déterminée en réunion d'équipe.

- Il est assisté par le responsable de service qui assure la responsabilité du respect du contrat d'accompagne.
- Il rédige les comptes rendus d'entretien, de réunion de projet, les conclusions et prises de décisions concernant la personne accueillie.
- Il est l'interlocuteur privilégié mais pas exclusif avec la personne accueillie, la famille, les partenaires professionnels.
- Il participe à l'accompagnement du quotidien de la personne au même titre que les autres membres de l'équipe.
- La durée de sa mission est réévaluée régulièrement.

- L'évaluation de projets individuels est une étape importante, souvent occultée, au sein du processus du projet individuel.
- L'objectif est d'améliorer la prise en charge des usagers.
- La démarche d'évaluation des projets individuels permettrait de s'assurer non seulement de la cohérence ou de l'adéquation entre objectifs d'une part et résultats d'autre part, mais de surcroît de l'adaptation du service éducatif à la prise en charge des usagers.
- Le ministère des solidarités a mis à la disposition des infirmiers un guide du service de soins infirmiers, bien qu'édité en 2001 son contenu est toujours valable.

Un extrait est reproduit ci-dessous dans sa présentation originale.

A. L'accueil de la personne soignée - L'accueil est le premier soin que l'infirmière doit assurer auprès de toute personne entrant dans un établissement de santé. Il conditionne souvent la perception globale du séjour à l'hôpital. Au-delà des exigences réglementaires, l'accueil est un moment important qui doit permettre à la personne soignée et à ses proches d'être en confiance, informés et écoutés. Trois normes :

Norme 1 - L'accueil

- Dès l'arrivée, la personne soignée et ses proches bénéficient d'un accueil personnalisé favorisant leur adaptation au lieu de soins ou de vie.
- L'infirmière dispose :
  - d'un livret d'accueil de l'établissement et le cas échéant du service de soins ;
  - d'une procédure d'accueil actualisée et validée.
- La charte du patient hospitalisé est affichée dans le service de soins.
- Un lieu adapté est identifié pour accueillir les proches des personnes soignées
- Chaque soignant est identifié sur sa tenue professionnelle par son nom et sa fonction. - Les tenues professionnelles sont adaptées au lieu d'exercice.
- L'organisation du service répond aux conditions nécessaires à l'accueil de personnes soignées.
- Le plan de formation de l'établissement prévoit une formation à l'accueil.
- La politique du service infirmier favorise la coordination entre professionnels paramédicaux médicaux et la participation de la personne soignée et de ses proches.
- L'infirmière organise, dès que possible un entretien d'accueil avec la personne soignée et/ou ses proches pour :
  - recueillir les informations concernant la personne soignée et son environnement, dans le respect de ses droits et des règles professionnelles ;
  - informer la personne soignée des démarches à réaliser, des possibilités et/ou contraintes liées à l'hospitalisation ;
  - l'infirmière conduit cet entretien d'accueil dans un lieu respectant la confidentialité et l'intimité des échanges, elle utilise un langage clair et adapté au niveau de compréhension de la personne soignée ;
  - l'infirmière s'assure de la compréhension de la personne soignée après toute explication ;

- L'infirmière favorise l'expression de la personne soignée par une écoute attentive.
- L'infirmière favorise les contacts entre l'équipe soignante et la personne soignée et/ou ses proches.
- L'infirmière transmet par écrit et oralement toutes informations et observations utiles à l'identification des symptômes, des risques et des pathologies.

Norme 2 - Les soins immédiats

- Dès son arrivée, la personne soignée reçoit les soins urgents nécessités par son état de santé.
- L'infirmière dispose de :
  - protocoles de soins d'urgence établis par le médecin responsable du service,
  - protocoles de prise en charge de la douleur.
- L' infirmière évalue l'état de santé de la personne dès son arrivée :
  - elle identifie, sans délai, les besoins de soins urgents,
  - elle réalise immédiatement les soins et les actions de sa compétence et assure les transmissions nécessaires,
  - elle veille à la sécurité et au confort de la personne soignée, dès son arrivée. Elle prend en compte la douleur exprimée.

Norme 3 - Le dossier de soins infirmiers

- Dès l'arrivée de la personne soignée, l'infirmière ouvre un dossier de soins infirmiers qu'elle renseignera tout au long du séjour.
- L'infirmière dispose pour chaque personne soignée :
  - d'un dossier de soins infirmiers, partie intégrante du dossier du patient,
  - d'un guide d'utilisation du dossier de soins infirmiers.
- Le service de soins est organisé de façon à garantir la protection de l'accès aux informations contenues dans le dossier infirmier.
- Dès sa prise de fonction et avant chaque intervention :
  - l'infirmière prend connaissance des éléments contenus dans le dossier du patient.
  - L'infirmière, après chaque intervention :
    - note, date et signe les résultats des soins infirmiers prodigués à la personne soignée ;
    - note, date et signe ses observations sur l'évolution de l'état de la personne soignée et toutes informations recueillies pouvant être utiles pour sa prise en charge globale.
- L'infirmière, tout au long du séjour de la personne soignée :
  - renseigne le dossier de soins infirmiers :
    - elle veille à l'exactitude et au respect de la confidentialité des informations notées par elle-même, par les aides- soignants les auxiliaires de puériculture, les aides médico-psychologiques et les stagiaires du service infirmier.
  - exige que toutes les prescriptions médicales soient notées, datées et signées par les médecins prescripteurs dans le dossier de soins infirmiers :
    - elle s'assure également que toutes informations et observations écrites soient datées et signées.
- L'infirmière assume ses responsabilités liées aux règles de gestion et de confidentialité du dossier du patient.
- L'infirmière participe à l'évaluation du dossier du patient et concourt à son amélioration.

L'infirmière, lors de la sortie de la personne soignée, établit par écrit une synthèse de la prise en charge infirmière du patient et renseigne la fiche de liaison infirmière.

B. Le projet de soins infirmiers

La contribution infirmière à la prise en charge de la personne soignée se traduit par un projet de soins infirmiers, ceci suppose :

- une identification des problèmes de santé et des ressources de la personne soignée et de ses proches.
- l'élaboration de ce projet de soins infirmiers implique une collaboration pluri professionnelle. La personne soignée et ses proches seront sollicités pour l'élaboration de ce projet.
- ce projet de soins infirmiers individualisé est un processus dynamique qui évolue. Il sera réajusté en fonction de l'évolution de l'état de santé, des besoins et des souhaits de la personne soignée.

Deux normes.

Norme 1 - l'identification des problèmes de santé Les problèmes de santé et les ressources de la personne soignée sont identifiés par l'infirmière.
Dans le dossier de soins, des diagnostiques infirmiers apparaissent La lecture du dossier de soins infirmiers permet d'identifier les besoins de la personne soignée.
La personne soignée est reconnue comme acteur de son projet de soins. Elle participe dès son arrivée et tout au long de son séjour à l'élaboration et à l'actualisation de ce projet.

Norme 2 - Le projet de soins infirmiers
La personne soignée est reconnue comme acteur de son projet de soins.
Elle participe dès son arrivée et tout au long de son séjour à l'élaboration et à l'actualisation de ce projet.
L'infirmière dispose d'informations pour explorer les problèmes de santé existants et les ressources à utiliser pour la réalisation du projet de soins.

- L'infirmière dispose dans son unité, de plans de soins guides élaborés et/ou validés par l'équipe pluriprofessionnelle.
- L'infirmière dispose de ressources documentaires suffisantes pour l'accomplissement des soins infirmiers.

Le plan de formation de l'établissement prévoit des formations à la démarche de soins, à l'entretien infirmier, au raisonnement diagnostic et aux transmissions ciblées.

C. Les interventions infirmières auprès de la personne soignée - Les interventions infirmières trouvent leur légitimité dans le décret relatif aux actes professionnels et à l'exercice de la profession d'infirmier : Les infirmières ont la responsabilité de leur application, qu'elles réalisent seules ou en collaboration avec les aides-soignantes, les auxiliaires de puériculture et aide médicopsychologiques.

Vous pouvez consulter le guide complet à cette adresse numérique : https://solidarites-sante.gouv.fr/IMG/pdf/Guide_du_service_de_soins_inf

2.5 LE PROJET PÉDAGOGIQUE

> Dans votre projet professionnel, vous pouvez proposer la présentation d'un moyen en lien avec l'apprentissage des stagiaires en formation dans les services où vous exercerez, et pour cela vous aurez à construire des projets pédagogiques.
> **Ne confondez pas projet pédagogique et projet de formation.**

- Le projet pédagogique concerne les équipes des institutions de formation.
  - Ce sont les apprenants qui se forment.

- Et les formateurs mettent à leur disposition des moyens pour se former- Le projet pédagogique est un de ces moyens.

- Pour construire leur projet pédagogique, les formateurs s'appuient sur les référentiels d'activités, les référentiels des compétences professionnelles, concernant les professionnels ciblés.
- Ils élaborent et rédigent leur projet pédagogique.
- Si chaque institution élabore et rédige son projet pédagogique singulier, celui-ci doit s'inscrire dans la législation en vigueur.
- Le projet pédagogique s'appuie sur les valeurs partagées par l'ensemble des membres qui interviennent dans la formation des apprenants à savoir :
  - l'humanité,
  - la qualité,
  - l'altérité.
- Le projet pédagogique est un document à remettre à chaque élève/étudiant, qui pourra s'en servir pour :
  - clarifier le professionnel que l'équipe de formateurs veut préparer à son exercice ;
  - identifier : les valeurs professionnelles, les principes pédagogiques, l'accompagnement, le système d'évaluation, le suivi pédagogique ainsi que les analyses des pratiques ;
  - présenter les objectifs éducationnels que l'élève/étudiant, devraient avoir atteints à la fin du temps de formation dans l'école de spécialisation et dans l'IFCS.
- Le projet pédagogique est élaboré par l'ensemble des cadres formateurs pour :
  - regrouper l'équipe autour d'un projet commun ;
  - définir et appliquer une position consensuelle ;
  - créer un fil conducteur sur la totalité de la formation ;
  - comprendre l'utilité des enseignements dispensés dans l'exercice professionnel ;
  - être cohérent et réaliste ;
  - clarifier la place de l'étudiant dans la formation en lui précisant qui est responsable de quoi précisément dans son accompagnement dans son encadrement.

LE PROJET PROFESSIONNEL ET LE PROJET DE FORMATION

1. LE PROJET PROFESSIONNEL

1.1 INTRODUCTION

- Selon vos aspirations, votre personnalité, votre parcours, votre projet professionnel sera différent.
- Il est essentiel d'inscrire ce projet dans votre projet de vie global, votre situation actuelle, et ce que vous envisagez à moyen terme, voire à plus long terme.
- Un projet professionnel correspond au but que vous vous fixez dans le monde du travail et les moyens, la stratégie que vous mettez en œuvre pour le réaliser.
- Un projet professionnel est un cheminement progressif et parfois complexe.
- Il s'agit d'une projection dans l'avenir et d'un changement substantiel, qui s'appuiera sur ce que l'on est, ce que l'on sait et ce que l'on a fait.
- Un projet professionnel permet avant tout de faire son propre bilan et de faire le point sur sa vie personnelle et professionnelle. Il sert donc de base à un entretien de motivation, à la rédaction d'un CV mais aussi à préparer des arguments. Il permet de se projeter vers l'avenir et de trouver l'adéquation entre son projet et le métier envisagé.
- Le CV, document essentiel dans sa préparation et dans son expression, constitue le document autour duquel se construit l'entretien. Le CV doit permettre de mettre en valeur les atouts de votre personnalité : valorisation de vos études, de vos projets, de votre motivation et de la pertinence de vos choix.
- Selon l'Institut National des Sciences Appliquées à Rennes, « construire son projet professionnel est une démarche personnelle qui permet de mettre en adéquation son profil professionnel, ses aspirations ou ambitions, sa connaissance des milieux socioprofessionnels et celle du marché de l'emploi ».

1.2 LA PRÉPARATION DES DIFFÉRENTES ÉTAPES DE CONSTRUCTION D'UN PROJET PROFESSIONNEL

- Commencez par vérifier en quoi consiste la sélection d'entrée en école IBODE.
- Réfléchissez à la méthode de travail que vous allez adopter pour préparer votre projet professionnel.
- Consultez des exemplaires de projets professionnels archivés dans des écoles, instituts de formation, bibliothèques.

- Recherchez de la documentation sur internet.
- Vous bénéficiez peut- être de l'aide suivie d'un formateur.
- Vous avez échoué lors d'une précédente sélection, et vous allez tenir compte de ce que les évaluateurs ont pu vous indiquer, sur les points nécessitant un réajustement.
- Réfléchissez aux motivations qui vous poussent à faire une demande de formation préparant à un diplôme.

Exemple concernant PAUL

Après avoir exercé 2 années complètes après l'obtention de mon DEI en service d'hémodialyse, j'ai été affecté à ma demande au pôle chirurgical du CHU x.

J'exerce toujours, depuis 3 années dans ce pôle où j'ai pu assumer différentes fonctions.

Je suis toujours intéressé par mon travail, mais il est évident que j'ai de nombreuses lacunes pour développer les compétences professionnelles d'un IBODE, aussi je me suis décidé à préparer le diplôme d'IBODE.

Je peux énoncer que ma motivation prioritaire pour cette préparation est de faire le point de mes acquis actuels et mes lacunes d'infirmier pour ajuster mes compétences infirmières, puis d'acquérir les connaissances, les capacités, attendues d'un IBODE pour développer mes compétences professionnelles IBODE.

Je me sens bien dans ma fonction actuelle, mais je me rends compte que j'ai besoin d'une mise à distance avec mes activités quotidiennes et qu'un temps de formation planifié, institutionnalisé, me permettrait de me centrer sur la vérification et l'acquisition de nouvelles connaissances, de disposer de temps de réflexion à partager avec d'autres collègues ayant des vécus différents du mien.

J'assure les fonctions d'un IBODE en salle d'opération sans avoir le diplôme correspondant et je risque d'être déplacé dans une unité de médecine si je ne régularise pas ma situation en obtenant le diplôme d'IBODE.

De plus j'ai à me soucier de l'évolution de ma carrière

Informez- vous :

- Avez-vous réuni des informations essentielles avant de déposer un dossier de demande d'inscription au concours ?
- Étude des textes officiels décrivant les conditions d'accès au concours et à la formation.
- Avez-vous pris connaissance des textes décrivant ce qui est prévu officiellement pendant la formation préparant au diplôme ciblé ?
- Avez-vous la possibilité d'obtenir des institutions dans lesquels vous avez l'intention de vous inscrire, les projets pédagogiques, les éventuelles consignes spécifiques à chaque institution ?
- Avez-vous réfléchi sur l'investissement que demande une formation ? (investissement financier, organisation de votre vie privée, éloignement de votre domicile -temps important à consacrer à la préparation d'un diplôme...) ?

Précisez votre situation professionnelle actuelle :

- Mon statut professionnel actuel :
  - c'est ce qui figure sur ma feuille de paye. Ce qui détermine l'évolution de ma carrière...
  - Il découle de la structure dans laquelle j'exerce : Infirmier dans un CHU je suis

fonctionnaire dans la fonction publique hospitalière - Je suis titulaire dans cette fonction et de mon emploi.
- Ma fonction effective :
  - bien que faisant fonction, j'effectue les mêmes actes qu'un IBODE, conscient que rien n'est clair au niveau de ma responsabilité professionnelle.
- Les rôles que je joue :
  - ce sont les façons dont j'exerce.

Exemples

Infirmier dans un CHU, je m' efforce de développer les aspects préventifs de la santé.

Infirmier dans une structure hospitalière, j'insiste beaucoup auprès des étudiants effectuant un stage dans le service où j'exerce service sur la dimension relationnelle des soins infirmiers.

1.3. LA CONSTRUCTION DE MON PROJET PERSONNEL PROFESSIONNEL

Étape 1 du projet professionnel

Indique le but recherché
- À traduire en termes d'objectifsprofessionnels.
- Un objectif se rédige au moyen de d'un verbe.

Exemple

Je souhaite devenir IBODE.

Mon objectif principal : préparer et obtenir le diplôme IBODE pour exercer les fonctions de cet infirmier spécialisé avec toutes les compétences professionnelles attendues.

Étape 2 du projet professionnel

Indique les moyens disponibles pour tendre vers l'atteinte des objectifs professionnels.
- Un moyen se rédige avec un nom commun.

Exemple

Recherche de mes acquis et de mes lacunes au moment où je m'inscris à la sélection, en utilisant les compétences infirmières.

Étude des compétences professionnelles attendues d'un IBODE.

Étude du référentiel de formation IBODE, pour rechercher dans son contenu ce qui peut m'aider à compléter mes acquis, à combler mes lacunes liées au référentiel de compétences infirmières.

- Un moyen pour recherche de mes acquis et de mes lacunes au moment où je m'inscris à la sélection, en utilisant les compétences infirmière.
- Ce qui peut se faire en utilisant le tableau suivant.

Un moyen pour visualiser mes acquis et mes lacunes actuels dans le développement de mes compétences infirmières avec lesquelles je dois être au clair avant d'envisager de ma spécialiser IBODE : les tableaux.

Objectif du tableau

Visualiser mes acquis et mes lacunes actuels dans le développement de mes compétences infirmières

En les comparant avec les compétences IBODE, je pourrais approcher mon projet de formation pour préparer le diplôme IBODE.

Ci-dessous un exemple pour vous guider en utilisant la compétence 1.*

Compétence 1 - Évaluer une situation clinique et établir un diagnostic dans le domaine infirmier

Les compétences infirmières détaillées	Mes acquis	Mes lacunes	Observations
1. Évaluer les besoins de santé et les attentes d'une personne ou d'un groupe de personnes en utilisant un raisonnement clinique.	Au cours de mes expériences professionnelles, j'ai plus souvent « identifié » plutôt « qu'évalué »	Il me manque encore la définition « d'évaluer » qui nécessite l'appui sur des objectifs et la définition de modalités d'évaluation du niveau d'atteinte des objectifs élaborés	À travailler dès à présent (avant de me présenter à la sélection d'entrée en école d'IBODE).
2. Rechercher et sélectionner les informations utiles à la prise en charge de la personne dans le respect des droits du patient (dossier, outils de soins,...).	J'ai développé ma capacité à regrouper des informations indispensables pour établir un projet de soins	Je ne recherche pas encore suffisamment toutes les informations nécessaires pour élaborer un projet de soins personnalité	J'ai à travailler toutes les dimensions du soin infirmier car je me limite trop aux données « médicales » Exemple : j'ignore quasi totalement ce qui concerne le « juridique » Inclus dans ma responsabilité professionnelle.
3. Identifier les signes et symptômes liés à la pathologie, à l'état de santé de la personne et à leur évolution.	J'ai progressé et je progresse toujours dans l'acquisition de connaissances liées à la pathologie, à l'état de santé de la personne et à leur évolution.	Mes acquis restent centrés sur mes expériences dans les services où j'ai exercé.	L'acquisition de connaissances liées à la pathologie, à l'état de santé de la personne et à leur évolution exige des formations continuées.

4. Conduire un entretien de recueil de données.	Je progresse dans la capacité à conduire un entretien pertinent selon les situations rencontrées.	Mes recueils de données n'exploraient pas toutes les dimensions du soin infirmier - Souvent uniquement centrée sur les pathologies et les traitements.	A travailler dès à présent (avant de me présenter à la sélection d'entrée en école d'IBODE). J'ai à améliorer ma conduite d'entretien. Je dois tout d'abord donner des objectifs à mes entretiens (quelles nature de données je cherche à recueillir et pourquoi ?). Exemples d'objectifs d'entretien : - faire préciser au patient Ce qu'il nomme « mes douleurs insupportables » - rechercher d'éventuelles personnes ressources qui pourraient accompagner le patient lorsque celui-ci rentrera chez lui. Identifier comment se nourrit le patient lorsqu'il est chez lui. Identifier quels sont les loisirs préférés du patient. Il me faut travailler la « santé publique ».
5. Repérer les ressources et les potentialités d'une personne ou d'un groupe, notamment dans la prise en charge de sa santé.	J'identifie de plus en plus les ressources d'une personne dans la prise en charge de sa santé.	Je repère au niveau individuel , mais pas au niveau d'une population.	

6. Analyser une situation de santé et de soins et poser des hypothèses interprétatives.	J'ai quelques notions sur ce qu'est une « analyse ».	Je ne sais pas analyser correctement une situation de soins et je ne sais pas formuler des hypothèses interprétatives. Mes « analyses de situations » sont davantage des interprétations subjectives plutôt que de vraies analyses.	
7. Élaborer un diagnostic de situation clinique et/ou un diagnostic infirmier à partir des réactions aux problèmes de santé d'une personne, d'un groupe ou d'une collectivité et identifier les interventions infirmières nécessaires.	J'agis en essayant d'être le plus logique possible à partir de mon ressenti des situation.	Je n'utilise pas les « diagnostics infirmiers » dans ma pratique.	Avant mon entrée dans une école d'IBODE, j'ai à étudier le concept de diagnostic infirmier, ses applications, pour prévoir des interventions pertinentes dans les différentes situations rencontrées.
8. Évaluer les risques dans une situation d'urgence, de violence, de maltraitance ou d'aggravation et déterminer les mesures prioritaires.	Je n'ai pas repéré en quoi consistaient ces risques.	Je crains d'être confronté à la violence quelle qu'elle soit - Je ne saurais pas quoi faire ?	Il serait nécessaire que je participe à une formation proposant de travailler les concepts de violence et de maltraitance, il en existe dans le plan de formation continue où j'exerce.

Vous travaillez ainsi chacune des compétences infirmières détaillées.

Déjà, à partir de la première compétence infirmière, vous pouvez constater :

- que vous pouvez retravailler toutes les dimensions du soin infirmier pour soigner une personne dans sa globalité,
- que vous devez travailler le concept d'évaluation et son application,
- que vous devez travailler la santé publique qui concerne les IBODE.

2. LE PROJET DE FORMATION

- Le projet de formation s'inscrit dans le projet professionnel personnel.
- Un projet de formation est personnel au candidat à l'entrée dans une école d'IBODE.
- Il s'inscrit dans l'écart entre les acquis et les lacunes au moment de la sélection pour développer les compétences professionnelles attendues d'un IBODE.
- Le candidat n'est pas formé, mais il se forme en utilisant des moyens mis à votre disposition ou de vos recherches personnelles.
- D'où la nécessité de travailler le projet de formation pour le concours d'entrée puis tout au long de la formation avec ajustement/réajustement selon les expériences et les moyens qui seront à votre disposition.
- Les textes officiels ne donnent pas de directives/consignes précisant ce que doit être votre projet de formation.
- Assurez-vous des éventuelles consignes données par les écoles dans lesquelles vous faites une demande d'inscription au concours d'entrée.
- Vous le rédigez et ainsi vous suivrez son évolution, vous apporterez d'éventuelles modifications tout au long de la préparation du diplôme que vous préparez.

Partie 4

L'entretien d'admission

Ayez avec vous lors de l'entretien -votre CV -curriculum vitae - lettre de motivation écrits ; les jurys vous les demanderont peut être.

1. LES DÉFINITIONS

1.1 LE CURRICULUM VITAE

Le CV est un résumé, un récapitulatif de votre parcours professionnel et des éléments clés et essentiels de votre profil.

- En lisant ce document, le jury doit pouvoir avoir accès rapidement à toutes les informations, telles que les compétences par exemple, qui indiquent que vous êtes un candidat apte à préparer le diplôme d'IBODE
- Le CV n'a besoin de ni plus, ni moins, sauf pour la section contenant vos hobbies qui elle peut dériver quelque peu du sujet, à condition que ces hobbies aient un lien avec votre exercice professionnel.
- En une lecture rapide, les ressources humaines doivent donc savoir qui vous êtes et ce que vous avez fait.
- Ce sont des mots-clés qui sont mis en avant ou des actions :
  - Obtention du diplôme d'état infirmier en ...,
  - 1ier poste en hémodialyse de ...,
  - 2ième poste toujours occupé à ce jour du ... à ce jour,
  - Formations continuées suivies (éventuellement),
  - Souhaits si obtention du diplôme IBODE...
  - A ce jour statut professionnel infirmier - titulaire dans la fonction publique et dans mon emploi.
  - Aucune prise en charge financière par l'établissement où j'exerce si je suis admis en école d'IBODE
- Le design ou le graphisme d'un CV n'est pas le même que celui d'une lettre de présentation. Lorsque l'on prépare son curriculum vitae, on peut se laisser aller à quelques fantaisies. Infographies, couleurs, polices de caractères... un CV original peut rester sérieux et professionnel tout en étant créatif !

1.2 LA LETTRE DE PRÉSENTATION : MOTIVATIONS

- La lettre de présentation ne doit pas reprendre les éléments du CV pour les rédiger d'une manière différente. En effet, on ne paraphrase pas ! La lettre doit pouvoir compléter le CV en amenant des éléments nouveaux aux ressources humaines.
- L'objectif principal de ce document est de vous présenter certes, mais surtout d'expliquer pourquoi vous avez de l'intérêt pour présenter le diplôme d'IBODE.
- Dans la rédaction mettre de côté les listings de compétences, mais utiliser des exemples concrets du parcours professionnel qui viennent appuyer celles-ci.
- Pour ce qui est de la présentation de votre lettre, il faut rester le plus standard possible, tant dans la mise en page que dans le choix des polices de caractère. Pensez d'ailleurs à toujours utiliser une police lisible.

- La lettre de présentation doit être complémentaire à votre curriculum vitae. L'un ne va pas sans l'autre.

1.3. L'ARGUMENTATION

- Est la justification d'une opinion que l'on veut faire partager.
- Dans les modalités de sélection en école d'IBODE, c'est d'une ARGUMENTATION de votre personnel professionnel dont il sera question sachant que cette argumentation sera pour les jurys un moyen de vérifier vos connaissances, assimilées à des prérequis puisque vous souhaitez entrer dans une école de spécialisation infirmière.
- On cherche alors :
  - à convaincre par l'usage de la raison ;
  - à persuader en faisant appel aux sentiments et à l'affectivité ;
  - à délibérer en tenant compte de thèses différentes des nôtres, avec lesquelles nous allons entrer en discussion ;
  - à persuader en faisant appel aux sentiments et à l'affectivité.
- L'argumentation demande la capacité d'expliquer le raisonnement qui a conduit à chacun de ces arguments :
  - pourquoi affirmer cette idée ?
  - argumenter c'est essayé de répondre aux questions essentielles,
  - « qui, où, quand, comment, pourquoi ? ».

Nb. En ce qui concerne la soutenance
- Ne fait pas partie des obligations inscrites dans les épreuves d'admission des écoles / instituts préparant les diplômes d'IADE - d'IBODE - de Puériculture- de Cadre infirmier
- Elle s'inscrit dans des travaux universitaires à visée de recherche.
- Elle ne figure pas non plus dans un projet de formation - pédagogique - de service.
- La soutenance d'un mémoire est un exposé sur un travail généralement de recherche et pas un résumé de celui-ci.

Les attentes du jury sont généralement :
- le plan de ce qui va être énoncé pour cette soutenance ;
- ce qui a motivé le choix du sujet ;
- la problématique guide du travail de recherche et les questionnements associés à cette problématique ;
- la méthode utilisée pour conduire la recherche ;
- les résultats de la recherche ;
- L'analyse et l'interprétation des résultats de la recherche.

> **Avertissement** : des confusions existent toujours chez certains jurys entre argumentation et soutenance

2. LA PRÉPARATION DE L'ENTRETIEN

- Curriculum vitae
- Lettre de motivation
- Argumentaire du projet professionnel

Le jury peut vous demander ces écrits.

Vous pouvez utiliser ce qui suit.
Les grandes lignes de ce que vous avez pu préparer :
- votre présentation personnelle,
- votre présentation professionnelle actuelle,
- votre parcours professionnel incluant les formations éventuellement suivies,
- votre motivation pour préparer le diplôme IBODE,
- comment vous êtes-vous préparé à la sélection ?
- que souhaitez-vous faire avec votre diplôme IBODE ?

Votre présentation personnelle

Recommandations
- Vous trouverez dans des articles, des ouvrages, des formations, des formules, sur comment vous préparer à « l'entretien », qui pourront vous fournir des informations diverses, mais :
  - Ne vous « collez » pas à tous les contenus ; car vous risquez avec le stress inévitable confronté à un jury qui décide de votre avenir, de chercher à adopter des comportements ne correspondant à Qui vous êtes ? Vos attitudes ? Et d'être troublé dans ce que vous voulez exprimer.
  - Soyez vous-même avec pertinence dans la situation à vivre compte tenu de :
    - que faites- vous là ?
    - vous êtes candidat à la sélection d'entrée dans une école d'IBODE - École,
    - de spécialisation infirmière, ce qui signifie que vous serez interpellé par un jury sur ce qui est identifié comme des pré-requis,
    - vous allez devoir argumenter le projet professionnel que vous avez élaboré.
  - En présence de Qui ? Qui a quelle fonction ? Obligations ?
    - d'un jury constitué de professionnels dont les fonctions, les obligations, sont précisées dans le texte indiquant les modalités de sélection en école d'IBODE,
    - rien ne vous oblige à développer votre vie personnelle.

Votre présentation professionnelle actuelle

Votre statut professionnel actuel :
- Il découle de la structure dans laquelle j'exerce :
  - Infirmier dans un CHU je suis fonctionnaire dans la fonction publique hospitalière - Je suis titulaire dans cette fonction et de mon emploi d'infirmier,
  - Il n'y a pas de statut d'infirmier faisant fonction IBODE.
- Votre fonction effective:
  - bien que faisant fonction, j'effectue les mêmes actes qu'un IBODE, conscient que rien n'est clair au niveau de ma responsabilité professionnelle.
- Les rôles que vous jouez ;

- ce sont les façons dont j'exerce :
  - Infirmier dans un CHU, je m'efforce de développer les aspects préventifs de la santé,
  - Infirmier dans une structure hospitalière, j'insiste beaucoup auprès des étudiants effectuant un stage dans le service où j'exerce sur la dimension relationnelle des soins infirmiers.

Votre parcours professionnel incluant les formations éventuellement suivies

- Après avoir exercé 2 années complètes après l'obtention de mon DEI en service d'hémodialyse, j'ai été affecté à ma demande au pôle chirurgical du CHU x.
- J'exerce toujours, depuis 3 années dans ce pôle où j'ai pu assumer différentes fonctions.
- Je suis toujours intéressé par mon travail, mais il est évident que j'ai de nombreuses lacunes pour développer les compétences professionnelles d'un IBODE, aussi je me suis décidé à préparer le diplôme d'IBODE.
- J'assure les fonctions d'un IBODE en salle d'opération sans avoir le diplôme correspondant et je risque d'être déplacé dans une unité de médecine si je ne régularise pas ma situation en obtenant le diplôme d'IBODE.
- Dans le cadre du plan de formation continue du CHU dans lequel j'exerce, j'ai participé à une action titrée « La participation des infirmiers à l'apprentissage des étudiants infirmiers en stage ».

Votre motivation pour préparer le diplôme IBODE

- Je suis toujours intéressé par mon travail, mais il est évident que j'ai de nombreuses lacunes pour développer les compétences professionnelles d'un IBODE, aussi je me suis décidé à préparer le diplôme d'IBODE.
- Je peux énoncer que ma motivation prioritaire pour cette préparation est de faire le point de mes acquis actuels et mes lacunes d'infirmière pour ajuster mes compétences infirmières, puis d'acquérir les connaissances, les capacités, attendues d'un IBODE pour développer mes compétences professionnelles IBODE.
- Je me sens bien dans ma fonction actuelle, mais je me rends compte que j'ai besoin d'une mise à distance avec mes activités quotidiennes et qu'un temps de formation planifié, institutionnalisé, me permettrait de me centrer sur la vérification et l'acquisition de nouvelles connaissances, de disposer de temps de réflexion à partager avec d'autres collègues ayant des vécus différents du mien.
- De plus j'ai à me soucier de l'évolution de ma carrière.

Comment vous êtes-vous préparé à la sélection ?

- Je me suis documenté sur la spécialisation IBODE.
- J'ai recherché mes acquis et mes lacunes au moment où je m'inscris à la sélection, en utilisant les compétences infirmières.
- J'ai étudié les compétences professionnelles attendues d'un IBODE.
- J'ai étudié le référentiel de formation IBODE, pour rechercher dans son contenu ce qui peut m'aider à compléter mes acquis, à combler mes lacunes liées au référentiel de compétencesinfirmières.

Que souhaitez-vous faire avec votre diplôme IBODE ?

- Exercer encore quelques années dans le service où j'exerce actuellement.
- Puis soit :

- préparer le diplôme cadre de santé option formateur,
- ou Préparer le diplôme d'IPADE.

3. LE QUESTIONNEMENT DU JURY

Tout au long de l'entretien le jury pourra vous questionner sachant qu'il dispose des critères suivants fixés par l'arrêté du 27 avril 2022.

Question 1 : Pouvez-vous présenter les grandes lignes du dossier du patient ?

Le dossier du patient est le lieu de recueil et de conservation des informations administratives, médicales et paramédicales, formalisées et actualisées, enregistrées pour tout patient accueilli, à quelque titre que ce soit, dans un établissement de santé.

Les informations administratives nécessaires au dossier du patient sont issues du dossier administratif.

Les informations médicales et paramédicales regroupent dans le dossier du patient les informations recueillies par les professionnels de santé

Le dossier du patient assure la traçabilité de toutes les actions effectuées.

Il est un outil de communication, de coordination et d'information entre les acteurs de soins et avec les patients.

Il permet de suivre et de comprendre le parcours hospitalier du patient.

Il a une valeur juridique.

> Par convention, le terme de dossier du patient, déjà utilisé dans le manuel d'accréditation, en lieu et place du terme de dossier médical utilisé dans le décret n°2002-637 du 29 avril 2002 qui risque d'évoquer son appartenance exclusive aux médecins et créer ainsi une confusion.

Question 2 : En quoi consiste la prise en charge de la douleur ?

- La personne soignée est préservée de toute douleur évitable.
- Elle est soulagée lors de l'apparition d'une douleur aiguë ou l'existence d'une douleur chronique.
- La contribution à la prévention et à la prise en charge de la douleur - aiguë ou chronique - chez les personnes soignées en institutions comme à domicile est un aspect essentiel du soin infirmier.
- L'infirmière, par les soins réalisés dans le cadre de son rôle propre, participe à la prévention des douleurs évitables :
  - elle est l'interlocuteur direct de la personne soignée dans les situations de douleur physique et de souffrance morale ;
  - à ce niveau, elle contribue à l'évaluation de la douleur physique ressentie par la personne soignée et à la perception de la souffrance morale ;
  - Elle peut apporter les premiers soulagements.
- L'infirmière, dans la réalisation des soins prescrits par le médecin contribue en collaboration avec les autres membres de l'équipe soignante, au soulagement de toutes manifestations de douleur chez la personne soignée ainsi qu'à l'évaluation des effets des traitements administrés.

Question 3 : En quoi consiste la prise en charge de la souffrance morale de la personne soignée et/ou de ses proches ?

La douleur n'est pas seulement physique, elle est aussi psychique.

La souffrance psychique voire spirituelle peut envahir le champ de conscience de la personne et être à l'origine de sa maladie ou entraver son processus de guérison.

La souffrance peut être mutilante, invalidante voire destructrice, c'est pourquoi l'infirmière doit déceler et aider la personne souffrante à s'en libérer dans le cadre d'une prise en charge pluri-professionnelle.

Question 4 : Dans sa pratique quotidienne, l'infirmière engage sa responsabilité professionnelle. Énoncez cinq aspects importants de cet engagement.

Cinq normes :

- 1 - La maîtrise des risques professionnels ;
- 2 - La collaboration avec les aides -soignants, les auxiliaires de puériculture et les aides médico-psychologiques ;
- 3 - L'encadrement des stagiaires ;
- 4 - L'accueil et l'intégration de nouvelles collègues ;
- 5 - La contribution au développement des soins infirmiers.

Question 5 : En quoi consiste l'autorité hiérarchique ?

L'autorité hiérarchique a le pouvoir de nomination et le pouvoir disciplinaire.

C'est une autorité de pouvoir qui introduit un lien de subordination entre deux acteurs.

Question 6 : Dans un établissement par qui est détenue l'autorité hiérarchique ?

L'autorité hiérarchique est détenue dans un établissement par le Directeur (chef d'établissement qui n'aura plus forcément la qualité de fonctionnaire).

Question 7 : Le chef d'établissement peut-il déléguer son autorité hiérarchique et si oui à qui ? et grâce à quel texte officiel ?

Oui le chef d'établissement peut déléguer son autorité hiérarchique pour certains actes à des adjoints (directeurs ou cadres).

Mais aussi à des chefs de pôles depuis la loi dite « Hôpital,patients,santé,territoires » (HPST).

Le chef de pôle peut alors détenir via la délégation, des « pouvoirs » qui jusque-là n'étaient pas dans les attributions des médecins hospitaliers.

Question 8 : Depuis quel texte officiel, tout agent public est sous les ordres de son chef de service et doit remplir la mission qui lui est confiée ?

En application des dispositions de l'article 28 de la loi n° 83-634 du 13 juillet 1983 portant droits et obligations des fonctionnaires.

Question 9 : Un agent public peut-il refuser d'exécuter un ordre de son chef de service ?

Oui, si les ordres sont manifestement illégaux ou contraires à l'intérêt public.

Question 10 : Le chef de pôle a-t-il des comptes à rendre ? À qui?

Oui L'inscription du chef de pôle dans une ligne hiérarchique rend logique la nécessité de rendre des comptes, de soumettre ses décisions et résultats à un contrôle et une évaluation, c'est là l'esprit de la contractualisation interne.

Question 11 : Qu'est-ce qui différencie l'autorité fonctionnelle (du chef de pôle) et le pouvoir hiérarchique (du directeur de l'établissement) ?

L'autorité fonctionnelle a les mêmes caractéristiques que le pouvoir hiérarchique quant aux décisions prises par les collaborateurs, mais n'a pas le pouvoir de nomination et de gestion de la carrière.

Question 12 : Quelles sont les prérogatives du chef de pôle ?

Il y en a 4 :

- le pouvoir d'instruction : évoquer et traiter directement une affaire ;
- le pouvoir d'annulation : annuler les décisions prises par un subordonné ;
- le pouvoir de substitution : agir en lieu et place d'un subordonné ;
- le pouvoir de réformation : modifier la décision prise par un subordonné.

Question 13 : Qu'est-ce que la charte de la personne hospitalisée ?

La charte de la personne hospitalisée constitue une actualisation de la charte du patient hospitalisé de 1995, rendue nécessaire par l'évolution des textes législatifs, notamment les lois du 4 mars 2002 relative aux droits des malades et à la qualité du système de santé, du 6 août 2004 relative à la bioéthique, du 9 août 2004 relative à la politique de santé publique et du 22 avril 2005 relative aux droits des malades et à la fin de vie.

Question 14 : Qu'est-ce la démarche qualité ?

En contrepartie de leur financement public, l'hôpital ou la maison de retraite doit rendre un service de qualité, au meilleur coût.

Cette qualité se mesure notamment par rapport à des normes que l'hôpital doit respecter, en matière de matériel, de processus ou de qualification du personnel.

Elle implique la mise en œuvre, dans chaque établissement, d'une démarche qualité.

En milieu hospitalier, la qualité se définit comme l'aptitude à satisfaire des besoins exprimés et implicites, par l'engagement de la structure hospitalière et des professionnels dans des actions permanentes et systématiques d'amélioration du service rendu au patient.

Dans un établissement de santé, mesurer la qualité consiste à vérifier régulièrement la conformité de l'organisation des soins, de l'accueil et autres, au regard de niveaux de performance préalablement définis.

Question 15 : Définissez les soins palliatifs.

Les soins palliatifs sont des soins actifs et continus pratiqués par une équipe multidisciplinaire, en collaboration avec des bénévoles d'accompagnement, en institution ou à domicile.

Ils visent à soulager la douleur, à apaiser la souffrance psychique, à sauvegarder la dignité de la personne malade et à soutenir son entourage.

Ils ont pour but de préserver la meilleure qualité de vie possible jusqu'à la mort.

Question 16 : Qu'est-ce qu'un problème de santé ? Qu'est-ce qu'un problème de santé publique ?

Problème de santé

C'est une difficulté perçue par une personne ou un groupe de personnes en lien avec l'altération de sa santé, à ne pas confondre avec le problème de soins infirmiers qui correspond à ce qu'une infirmière perçoit du problème de santé d'une personne ou d'un groupe de personnes.

Problème de santé publique

Un problème de santé n'est pas forcément un problème de santé publique.

Un problème de santé publique se définit à partir des critères suivants :

- la fréquence : il touche un nombre important de personnes ;
- la gravité : il altère la santé, la qualité de vie des personnes qui en souffrent, et peut entraîner invalidité, mort ;
- l'importance du coût pour la société, engendré par les soins nécessités ;
- la mobilisation importante de l'énergie et des ressources des professionnels de la santé ;
- la possibilité existante de corriger le problème ;
- un problème de santé publique est généralement évoqué dans les médias.

Les critères utilisés pour apprécier l'importance d'un problème en termes de santé publique doivent être définis de façon explicite. Ils comprennent :

- d'une part, des éléments décrivant le retentissement du problème sur la santé en termes de morbidité et de mortalité évitables, de limitations fonctionnelles et de restrictions d'activité ou de qualité de vie des personnes atteintes ;
- d'autre part, l'expression de valeurs de notre société à un moment donné, en termes d'importance relative accordée à différents événements de santé ou à différents groupes démographiques et sociaux.

De plus, le constat d'un écart entre la situation observée en France et celle observée dans d'autres pays comparables ou l'existence d'écarts entre groupes de la population ou entre régions peuvent témoigner de l'existence d'inégalités, mais aussi de la possibilité de progrès réalisables.

Exemple : ainsi la lèpre n'est plus un problème de santé publique en France alors qu'elle l'est au Vietnam.

Des confusions existent dans la présentation de problèmes de santé publique :

- le tabac n'est pas un problème de santé publique, c'est le tabagisme le problème de santé publique ;
- l'alcool n'est pas un problème de santé publique, c'est l'alcoolisme le problème de santé publique ;
- la vieillesse n'est pas un problème de santé publique, mais, par exemple, le perte d'autonomie chez les personnes âgées est un problème de santé publique.

Quelques problèmes de santé publique : le cancer, la tuberculose, le saturnisme, l'infection au virus de l'immunodéficience humaine (VIH) responsable du SIDA, le diabète, l'obésité, le retard de croissance intra utérin, la prématurité, les bronchiolites du nourrisson, la grippe, les conséquences de la pollution atmosphérique sur la santé, les infections nosocomiales, les accidents, les conséquences des chutes chez les personnes âgées (fractures), les dépressions nerveuses, le suicide, l'autisme infantile, les conséquences des différents types de maltraitance, les caries dentaires, la maladie d'Alzheimer...

Question 17 : Quels sont les principes encadrant le don d'organes post mortem ?

Le don d'organes en France repose sur trois règles établies par la loi du 22 décembre 1976 :

- Le consentement présumé : toute personne peut devenir donneur d'organes à moins qu'elle n'ait exprimé son refus de son vivant,
- La gratuité : toute rémunération ou avantage équivalent en contrepartie du don d'organes est interdit et sanctionné,
- L'anonymat : le nom du donneur ne peut être communiqué au receveur et réciproquement. La famille du donneur peut cependant être informée des organes et tissus prélevés ainsi que du résultat des greffes, si elle le demande à l'équipe médicale qui l'a suivie.

A noter

Les dons d'organes doivent être distingués du « don du corps à la science ». Cette dernière démarche volontaire et expresse auprès d'un établissement de santé, dérogatoire à la loi funéraire, permet à une personne de donner son corps entier, notamment à des fins d'enseignement.

Question 18 : Quelles sont les conditions pour être donneur ?

Le don d'organes et l'âge

Le don d'organes est possible à tout âge.

Quand un enfant décède, ses parents peuvent autoriser le prélèvement de ses organes. De tels dons permettent de greffer un autre enfant. Si l'enfant avait fait part d'une volonté personnelle sur le don d'organes, elle est prise en compte.

A savoir

Un enfant dès 13 ans a accès au registre national des refus.

Même si le cœur est rarement prélevé chez des personnes de plus de 60 ans, il y a d'autres organes, comme les reins ou le foie qui peuvent l'être chez des personnes beaucoup plus âgées.

Le don d'organes chez les personnes malades

Les médecins jugent au cas par cas du prélèvement de chaque organe. Car même s'il existe des contre-indications, c'est l'état de l'organe au moment du prélèvement qui compte.

Informer ses proches pour faire respecter son choix

Juste après l'annonce d'un décès par le médecin réanimateur, à défaut d'une opposition exprimée dans le registre national des refus, l'équipe médicale interrogera obligatoirement un des proches :

- La famille
- Conjoint.e
- Partenaire de Pacs
- Compagnon.ne

L'objectif est de connaître la volonté du défunt à travers le témoignage de ses proches et notamment de vérifier qu'il n'était pas opposé au don avant d'envisager tout prélèvement, conformément à la loi.

Pour que le choix de chacun soit entendu, bien compris et respecté de tous, mieux vaut le faire connaître en temps utile auprès de l'entourage, soit par écrit, soit par oral, pour clarifier la situation, tant pour les proches que pour l'équipe médicale.

A savoir

L'échange entre l'équipe médicale et les proches aura lieu même si la personne défunte porte sur elle une carte de donneur. Celle-ci n'a qu'une valeur indicative.

Quels sont les organes prélevés ?

Les principaux organes prélevés sont :

- Le rein
- Le foie
- Le cœur

Dans une moindre mesure sont aussi prélevés :

- Le poumon
- Le pancréas
- Les cornées
- Des parties de l'intestin
- Des tissus comme :
  - Des os,
  - Des artères
  - Des tendons

> A savoir
> Après les prélèvements, les équipes médicales ont l'obligation de restaurer l'aspect du corps pour le rendre présentable à la famille.

Question 19 : Que savez-vous du refus du don d'organes ?

Chacun est présumé donneur d'organes ou de tissus après son décès depuis la loi du 22 décembre 1976, principe rappelé par la loi du 26 janvier 2016.

Cependant, toute personne peut s'opposer au don de ses organes ou de ses tissus.

Le refus n'est pas obligatoirement total. Il est possible de s'opposer seulement au don de certains organes et tissus.

La loi prévoit trois moyens pour exprimer son refus :

- Le Registre national des refus

  Au moment du décès d'une personne, avant d'envisager un prélèvement d'organes ou de tissus, l'équipe médicale vérifie en premier lieu que cette personne n'est pas inscrite sur le Registre national des refus géré par l'Agence de la biomédecine.

  Depuis la loi du 26 janvier 2016, le Registre national des refus est accessible en ligne et non plus seulement par courrier postal.

  Il suffit juste de scanner ou de photographier avec un smartphone, recto-verso, une pièce d'identité (carte d'identité, passeport, permis de conduire ou titre de séjour).

  A noter : l'inscription sur le registre des refus est modifiable et révocable à tout moment. Il est aussi possible de changer par tout moyen sa position sur le don d'organes ou de tissus. L'équipe médicale prendra en compte l'expression de la volonté la plus récente.

  Si la personne n'a pas exprimé son choix sur le Registre national des refus, l'équipe médicale interrogera les proches pour savoir si celle-ci n'avait pas fait valoir de son vivant son opposition par écrit ou à l'oral.

- Un refus par écrit remis aux proches

  Depuis la loi du 26 janvier 2016, pour exprimer le refus de prélèvement, chacun peut également remettre à un proche un écrit daté et signé. Le proche transmettra le moment venu ce document à l'équipe médicale.

Si une personne souhaite exprimer son refus par écrit, mais est dans l'impossibilité de l'écrire elle-même, deux témoins pourront attester que le document rédigé par une tierce personne correspond bien à l'expression de son souhait.

- Un refus par oral transmis par les proches.

La loi du 26 janvier 2016, permet enfin de confier oralement son refus à ses proches Ceux-ci transmettront le refus exprimé à l'oral par la personne avant son décès.

Dans ce cas, l'équipe médicale demandera aux proches de préciser les circonstances de l'expression du refus et de signer la retranscription qui en sera faite par écrit.

Question 20 : Quelles sont les principales activités du cadre de santé de proximité ?

Supervision des soins réalisés par l'équipe en charge : évaluation des pratiques,qualité, suppléance éventuelle.

Administration et gestion relatives à l'activité en charge au sein de l'unité fonctionnelle.

Gestion des ressources humaines, formation des collaborateurs, encadrement des stages.

Gestion des relations extérieures, amont, avec les prestataires.

Gestion du budget (délégué) de services.

Relation, information, éducation avec les patients, les familles et les autres professionnels.

Participation à l'amélioration des pratiques et de l'organisation du travail.

Veille professionnelle sur les évolutions.

Les cadres de proximité sont également les premiers responsables du maintien de l'hygiène et de la sécurité des patients comme des professionnels.

Question 21 : Quel article définit la collaboration de l'infirmier avec les aides-soignants ?

4311-4 du code de la santé publique autorise l'infirmier ou l'infirmière à assurer les soins relevant de son rôle propre, au sein d'établissements ou de services à caractère sanitaire, social ou médico-social, avec la collaboration d'aides-soignants, d'auxiliaires de puériculture et d'aides médico-psychologiques.

Question 22 : L'infirmier est-il le supérieur hiérarchique des aides-soignants ?

Non, l'infirmière (IDE) est responsable des actes de l'aide-soignante (AS), mais elle n'est pas pour autant sa supérieure hiérarchique.

Question 23 : Un aide-soignant peut-il effectuer tous les actes figurant dans le rôle propre infirmier ?

Non, l'aide-soignant ne peut effectuer que les actes du rôle propre infirmier figurant dans la liste des actes figurant dans les actes pour lesquels les aides-soignants sont habilités.

Question 24 : Qu'est-ce que la pharmacologie ?

La pharmacologie est une discipline scientifique qui s'intéresse aux propriétés chimiques des médicaments et à leur classification. Elle englobe :

- la pharmacie galénique, qui désigne la fabrication des médicaments, leur conservation, leur mode d'administration... ;
- la pharmacodynamie, qui étudie les effets des substances actives sur l'organisme ;

- la pharmacocinétique, qui s'intéresse à la manière dont l'organisme absorbe, distribue, transforme et élimine les médicaments ;
- les règles de prescription, et notamment les indications ou contre-indications à prendre tel ou tel médicaments, la posologie...

On peut ajouter :

- la pharmacovigilance, qui s'intéresse à la détection, l'évaluation, la compréhension et la prévention des risques d'effets indésirables des médicaments ;
- la pharmacoépidémiologie, qui se penche sur la caractérisation de l'utilisation des médicaments dans les populations ou groupes sociaux ;
- la pharmacogénétique, avec l'étude de la variation des effets ou de la cinétique des médicaments en fonction des caractéristiques génétiques de l'individu ;
- ou encore la pharmacodépendance qui s'intéresse à la surveillance du potentiel addictif des médicaments et substances licites.

Question 25 : Quelle est la différence principale entre psychose et névrose ?

Une personne atteinte de psychose n'a pas conscience de sa maladie, elle ne perçoit pas ses troubles, elle n'est pas dans la réalité et n'est pas en demande de soin.

A contrario une personne atteinte de névrose a conscience de sa maladie et est donc en demande de soin et il n'y a pas d'altération avec la réalité.

Question 26 : Quelles sont les grands traits d'un pervers narcissique ?

Le pervers narcissique (PN) est une personne atteinte d'un trouble de la personnalité narcissique, faisant partie des personnes toxiques dont il faut se protéger. Il s'agit d'un homme ou d'une femme présentant des traits de personnalité dont les curseurs sont tellement poussés à l'extrême qu'ils sortent de la norme sociale, faisant basculer le trouble dans le champ psychiatrique.

Très souvent, une personne devient un pervers narcissique parce qu'elle a grandi dans une famille dysfonctionnelle et a connu, dès son plus jeune âge, des traumatismes, des violences et des abus. L'enfant s'est alors construit une sorte de bulle increvable autour de son être, pour se protéger, le coupant ainsi de son empathie et de sa vie émotionnelle.

Cachés sous le masque de personnes aussi sociables que charismatiques et adorées de tous en apparence, ils sont souvent vus comme des personnes humbles, voire bienveillantes.

S'il est possible de reconnaître un pervers narcissique facilement, il faut néanmoins garder à l'esprit que personne n'est à l'abri un jour, d'être sa victime. Pour ces dernières qui ont malheureusement connu la torture psychologique et parfois physique de ce bourreau, l'accompagnement psychologique auprès d'un professionnel de la santé reste la meilleure solution pour mettre un terme à l'emprise mais aussi pour se reconstruire intérieurement.

Question 27 : Qu'est-ce que l'empathie ?

Trait de personnalité caractérisé par la capacité de ressentir une émotion appropriée en réponse à celle exprimée par autrui, d'effectuer une distinction entre soi et autrui (c'est-à-dire être conscient de la source de l'émotion et pouvoir décoder l'émotion d'autrui) et de réguler ses propres réponses émotionnelles ».

À noter toutefois qu'il convient de faire une distinction entre la sympathie et l'empathie. La sympathie se différencie de l'empathie par le fait qu'elle n'implique pas une émotion similaire ou appropriée, mais plutôt le sentiment d'être « touché » et de ressentir le besoin d'agir pour soulager la souffrance d'autrui. Contrairement à la sympathie, l'empathie implique une proximité émotionnelle plus forte chez celui qui fait preuve d'empathie vis-à-vis des émotions vécues par l'autre.

Question 28 : Présenter la maltraitance institutionnelle.

La question de la définition de la maltraitance : « le concept de maltraitance, phénomène à la fois individuel et collectif, fait l'objet d'une pluralité de définitions, qui illustre la difficulté à en donner une qui soit précise et consensuelle ».

« À chaque fois, lors de la recherche de la définition la plus précise et utilisable, se pose la question des critères (ce qui est maltraitance de ce qui ne l'est pas), du seuil (la limite en deçà de laquelle il ne s'agit pas de maltraitance), de l'intentionnalité (on ne prendrait en compte que les maltraitances volontaires, avec volonté de nuire ou de négliger), des effets sur la personne de toute attitude même involontaire, mais qui aurait des effets négatifs à plus ou moins brève échéance... »

Concept multiforme, qui recouvre des situations complexes ou interagissent des phénomènes individuels et culturels, mais où interviennent également des considérations juridiques et politiques.

La notion de maltraitance résiste à se laisser circonscrire.

Le Conseil de l'Europe a proposé une définition de la maltraitance institutionnelle : « la violence se caractérise par tout acte ou omission commis par une personne, s'il porte atteinte à la vie, à l'intégrité corporelle ou psychique ou à la liberté d'une autre personne ou compromet gravement le développement de sa personnalité et/ou nuit à sa sécurité financière ».

Le Conseil de l'Europe a également proposé la classification suivante :

- violences physiques : coups, brûlures; ligotages, soins brusques sans information ou préparation, non-satisfaction des demandes pour des besoins physiologiques, violences sexuelles, meurtres (dont euthanasie)...,
- violences psychiques ou morales : langage irrespectueux ou dévalorisant, absence de considération, chantage, abus d'autorité, comportements d'infantilisation, non-respect de l'intimité, injonctions paradoxales...,
- violences matérielles et financières : vols, exigence de pourboires, escroqueries diverses, locaux inadaptés...,
- violences médicales ou médicamenteuses : manque de soins de base, non-information sur les traitements ou les soins, abus de traitements sédatifs ou neuroleptiques, défaut de soins de rééducation, non prise en compte de la douleur...,
- négligences actives : toutes formes de sévices, abus, abandons, manquements pratiqués avec la conscience de nuire...,
- négligences passives : négligences relevant de l'ignorance, de l'inattention de l'entourage,
- privation ou violation de droits : limitation de la liberté de la personne, privation de l'exercice des droits civiques, d'une pratique religieuse...,
- respect de la dignité de la personne et de son intimité.

La notion de maltraitance est utilisée pour évoquer une infinité de situations où se dévoile la souffrance d'une personne vulnérable. Les situations de maltraitance sont très souvent des situations complexes dans laquelle interagissent la personne qui subit la violence et ses auteurs, eux-mêmes parfois, en situation de souffrance, mais souvent en rapport de force et d'autorité.

La notion de maltraitance ferait ainsi référence à la nécessité d'évaluer les organisations par la mesure de l'écart entre la mission de l'établissement et sa réalisation. La maltraitance serait dans cet écart. L'évaluation interrogerait l'institution sur la pertinence de sa démarche au regard de sa mission.

L'abus symbolique, c'est la revendication, ou la justification de fait, d'actes psychologiques ou d'attitudes au nom de l'institution, de ses mandants, de ses représentants.

La maltraitance institutionnelle y ajoute la répétition, la durée, parfois l'état d'esprit, éventuellement par le biais d'une idéologie autoréférente (« nous sommes là pour ça », « nous sommes là pour votre bien », « nous sommes là pour vous aider »).

La violence institutionnelle est la pérennisation identitaire de l'ensemble, à ce point où les comportements professionnels, les groupes institutionnels, et par exemple l'idéologie administrative se conjuguent dans l'attaque et la persécution de l'usager, ou de certains usagers.

Pourtant, les organisations ou les pratiques institutionnelles et professionnelles bloquent, abîment, endolorissent parfois ceux à qui elles s'adressent.

« L'arrivée en institution peut-être envisagée comme l'équivalent d'une entrée en monastère, car elle s'accompagne également d'un abandon, partiel ou total, des propriétés terrestres, qui s'apparente à un dépouillement matériel » (H. Thomas).

Les formes de maltraitance institutionnalisée :

- maltraitance des personnes en situation de handicap institutionnalisées ;
- maltraitance des personnes âgées institutionnalisées ;
- maltraitance des personnes psychiatrisées institutionnalisées.

LA VIOLENCE INSTITUTIONNELLE

La violence institutionnelle ne fait pas de bruit. Une lettre recommandée, une visite d'huissier, une saisie sur salaire et un interdit bancaire, une mesure d'expulsion, tout ça en silence.

La violence d'état est silencieuse parce que la victime ne pèse pas lourd, n'a pas de nom, pas de visage, pas d'interlocuteur. Personne n'est responsable, tous sont soumis à des ordres des supérieurs.

« Entre dans le champ de la violence institutionnelle tout ce qui contredit ou contrevient aux lois du développement, tout ce qui donne prééminence aux intérêts de l'institution sur les intérêts de la personne. »

Références

- Arrêté du 31 juillet 2009 relatif au diplôme d'État d'infirmier.
- Décret n°2007-963 du 15 mai 2007 relatif aux conditions d'exercice des professions d'aide-soignant et d'auxiliaire de puériculture et modifiant le code de la santé publique (partie réglementaire).
- Arrêté du 10 juin 2021 relatif à la formation conduisant au diplôme d'État d'aide-soignant et portant diverses dispositions relatives aux modalités de fonctionnement des instituts de formation paramédicaux.
- Arrêté du 27 avril 2022 relatif à la formation conduisant au diplôme d'état d'infirmier de bloc opératoire.

665976

Impression & brochage SEPEC - France
Numéro d'impression : 08595220706 - Dépôt légal : août 2022

IMPRIM'VERT®

PEFC 10-31-1470 / Certifié PEFC / Ce produit est issu de forêts gérées durablement et de sources contrôlées. / pefc-france.org